Liebe Leserin, lieber Leser,

bereits vorab möchte ich Ihnen ein kleines Geschenk machen: Gern können Sie sich zusätzlich zu diesem Buch meine **Audiotipps** anhören. Darin biete ich Ihnen zahlreiche weitere wertvolle Informationen, die Ihnen nicht nur bei der Suchtbewältigung, sondern auch in vielen weiteren Lebensbereichen nützen können.

Sie finden diese auf meiner Homepage:

www.jochen-kaufmann.de

Auf meinem Youtube-Kanal bekommen Sie auch hilfreiche Videos für eine stärkere Psyche und mehr Motivation für ein rauchfreies Leben. Beides natürlich kostenlos.

Psychologische Untersuchungen haben ergeben, dass wir Informationen besser annehmen, wenn sie von jemanden kommen, der uns vertrauter ist. Daher können Sie durch diese kostenlosen Geschenke sogar doppelt profitieren. Es werden dadurch die Informationen dieses Buches besser in Ihrem Gehirn abgespeichert und

Sie erfahren zusätzlich auch noch weitere interessante Dinge für ein suchtFREIES Leben! ☺

Gerne können Sie mich auch auf **Facebook** abonnieren oder mir auf **Instagram** folgen, um dadurch einen noch persönlicheren Bezug zu bekommen.

Googeln Sie ruhig auch, was die Menschen über mich schreiben, die mich live erlebt haben. 99% meiner Seminarteilnehmer sind hochzufrieden, weil sie deutlich mehr bekommen als sie erwarten. Sie werden durch diese Berichte noch mehr Vertrauen gewinnen und dadurch die hilfreichen Informationen dieses Buches viel besser aufnehmen plus noch mehr davon umsetzen.

Ich wünsche Ihnen ein freieres, gesünderes, wohlhabenderes, längeres und glücklicheres Leben als Nichtraucher!

Es ist möglich, indem wir es gemeinsam richtig angehen.

Ich freue mich Sie dabei unterstützen zu dürfen! :-)

Herzliche Grüße,

Ihr J☺chen Kaufmann

Ich widme allen, die ein freieres, besseres, gesünderes und glücklicheres Leben möchten.

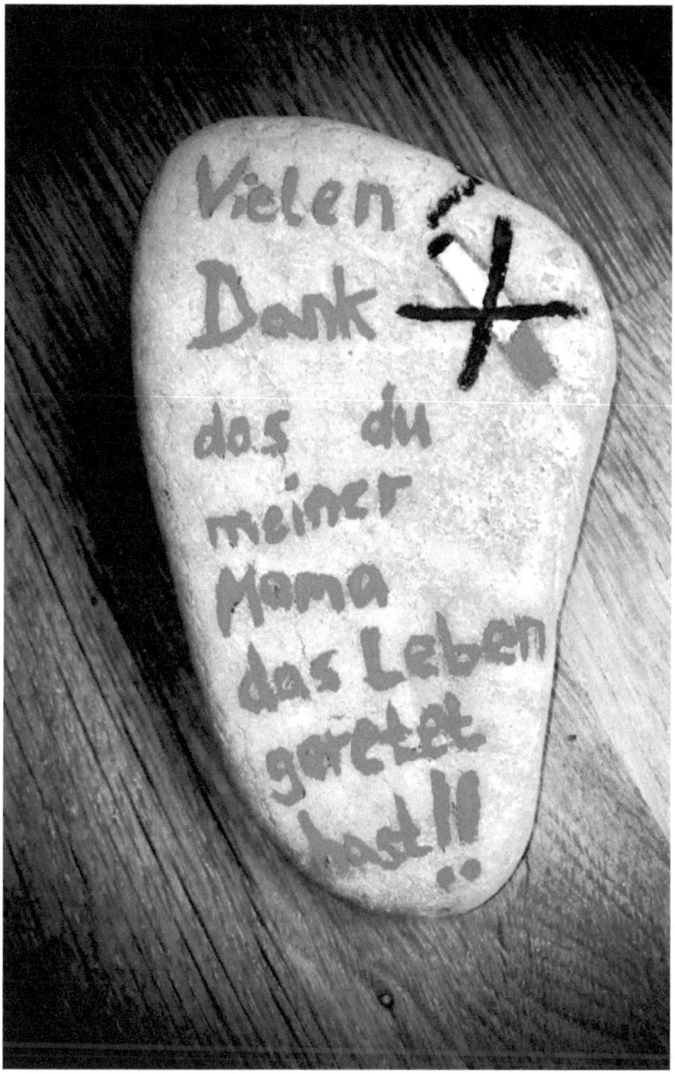

8. noch weiter verbesserte Auflage vom 11.1.2022

INHALTSANGABE:

In diesem Buch zur Raucherentwöhnung vermittelt Ihnen Jochen Kaufmann eine innere Haltung, die es Ihnen erleichtert, sich vom Rauchen dauerhaft und ohne Gewichtszunahme zu befreien.

Als Ex-Raucher und von Krankenkassen geprüfter und anerkannter Seminarleiter für Raucherentwöhnungen kennt er das Rauchen durch und durch. Schritt für Schritt klärt er in diesem Buch über die wahren Zusammenhänge der Abhängigkeit nach Zigaretten auf.

Dabei nimmt er kein Blatt vor den Mund und schreibt, ohne dabei den Leser mit erhobenem Zeigefinger zu belehren, die nackte Wahrheit über die Hintergründe des Rauchens. Wer diese erkannt hat, bei dem macht es den berühmten „KLICK im Kopf", der es uns dann so leicht macht, mit dem Rauchen aufzuhören.

Nun gibt er dieses Wissen gebündelt und gezielt an Sie weiter, um auch Ihnen damit zu helfen, diesen Klick im Kopf zu haben, damit Sie die zahlreichen Vorteile eines Nichtraucherlebens erleben können. In seinen deutschlandweit stattfindenden, von Krankenkassen geprüften und anerkannten Raucherentwöhnungen hat er bereits über 20.000 Rauchern innerhalb weniger Stunden zu einem freien und glücklichen Nichtraucherleben verholfen.

Profitieren nun auch Sie von seinem Wissen und öffnen Sie sich mit Hilfe dieses Buches dem mental einfachen Ausstieg aus der teuren und ungesunden Sucht.

Übrigens: Selbst falls Sie zu den Rauchern gehören, die von sich behaupten, gerne zu rauchen, kann Ihnen dieser Ratgeber die Augen öffnen für Dinge, die Sie bisher nicht einmal zu ahnen wagten.

GELD-ZURÜCK-GARANTIE:

Viele Raucher haben es mit diesem Buch bereits geschafft, dauerhaft Nichtraucher zu werden. Trotzdem muss hier auch ganz ehrlich erwähnt werden, dass es bei allen Süchten hin und wieder zu Rückfällen kommen kann.

Sollten Sie es mit Hilfe dieses Buches nicht schaffen, ein Leben lang ein glücklicher Nichtraucher zu bleiben, bekommen Sie den Preis dieses Buches bei Teilnahme an der professionellen Raucherentwöhnung von Jochen Kaufmann zurück.

Dabei erhalten Sie zusätzlich von gesetzlichen Krankenkassen bis zu 100% der für Sie rabattierten Teilnahmegebühr erstattet. Dadurch können Sie als Versicherter einiger Krankenkassen unterm Strich kostenlos weit über die Möglichkeiten eines Buches hinausgehende Unterstützung beim Rauchen aufhören bekommen.

Außerdem haben Sie in dem Fall ein ganzes Jahr lang eine kostenlose Nachbehandlungsgarantie und eine persönliche Betreuung bis zum Erfolg!

Weitere Informationen finden Sie auch auf meiner Internetseite:

www.raucher-werden-frei.de

HERAUSGEBER UND IMPRESSUM:

Gesundheitskurse und Therapien EWIV
Jochen Kaufmann
Kantstr. 14
D-74211 Leingarten

Kontakt:
sekretariat@raucherentwoehnung-nichtraucher.de

Tel.: 0049 (0) 7131/4059350
(Mo-Fr 8 bis 17 Uhr)

Weitere Informationen und wichtige Links:
https://raucher-werden-frei.de

Lebensqualität beginnt in Deinem Kopf!

Jochen Kaufmann auf

YouTube:
https://www.youtube.com/channel/UCVXIxHs86t94L1cHvsPgMAw

Facebook:
https://www.facebook.com/jochen.kaufmann.779

Instagram:
https://www.instagram.com/jochen_kaufmann/

… und im Kopf macht`s „klick“!

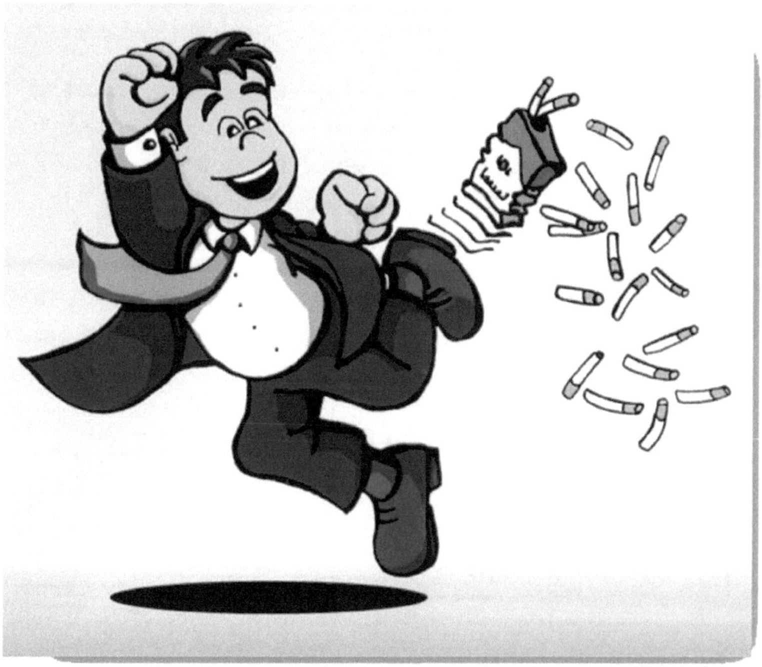

Wie Sie einfach
ohne Entzugserscheinungen
oder Gewichtszunahme
zum glücklichen Nichtraucher werden.

Achtung: Das Aufhören mit dem Rauchen kann Sie unabhängig machen!!!

Letzte Warnung:

Es kann gut sein, dass Sie nach dem Lesen dieses Buches nie wieder Gefallen an der Vergiftung Ihres Körpers finden und für immer Nichtraucher/in werden.

Sie erfahren im Laufe dieses Buches die Wahrheit, die in dieser Dimension fast keinem Raucher bewusst ist. Dabei erkennen Sie Dinge, die Ihre Art, wie Sie über das Rauchen und die Gefangenschaft der Sucht denken, verändern.

Wenn Sie freier, gesünder, ausdauernder sowie ein positives Vorbild sein möchten, dann seien Sie gespannt. Wenn Sie besser riechen, mehr Geld, Zeit, eine schönere Haut und als Nichtraucher/in viele weitere Vorteile in Ihrem Leben haben möchten, dann lassen Sie uns dranbleiben, bis Sie den Erfolg sich endgültig von dem Zigarettengift zu lösen dauerhaft verwirklicht haben!

Und keine Angst, falls Sie denken, Sie wären noch nicht so weit, um für immer von der nachteiligen Sucht frei zu werden: Wir werden durch dieses Buch dafür sorgen, dass Sie es bald sind. Tausende haben es bereits geschafft und Sie können es auch!

Inhaltsverzeichnis

Bilder und Quellen-Verzeichnis:

[1] Foto: aboutpixel.de - mack
[2] Quelle: http://www.tobacco.neu.edul/litigation/cases/mn_trial/TE11283.pdf
[3] Bild ausgetauscht
[4] Bild ausgetauscht
[5] Foto ausgetauscht
[6] Foto ausgetauscht
[7] Foto: aboutpixel.de - Thomas Pieruschek „frei"
[8] Quelle: rauchfrei.de
[9] aboutpixel.de Reserve © Benzo
[10] aboutpixel.de
[11] Quelle: „Schwarzbuch Zigarette" S.35 von Renate Burger und Keyvan Davani, Ueberreuter Verlag, 2006

Weitere Bilder von AdobeStock:
178535131, 54965848, 275861931, 270295915, 176359515, 223010297, 359484898, 217024565, 331610892, 292224416, 252585277, 7640760, 36323531, 108096302, 230968129, 423196104, 363777564, 125840635, 269322569, 431156097, 164322507, 419845144, 412614480, 283952481, 76421757, 226085079, 122804483, 273338624, 134976986, 128766858, 252585277, 420554323, 168324182, 147837269, 193934321, 284215784, 105946908, 323058729, 291347472, 175204185, 341291154, 14766300,

Der Süchtige wird in der Sucht niemals finden, was er sucht.

Helga Schäferling

VORWORT

Liebe Raucherin, lieber Raucher!

Nur allzu oft fühlen wir uns als Raucher immer wieder unter Druck gesetzt. Bei uns im Kopf geht es dann hin und her:

Einerseits würden wir gerne mit dem Rauchen aufhören, doch andererseits befürchten wir dabei auf etwas verzichten zu müssen, das uns nun schon jahrelang begleitet.

Als Ex-Raucher kann ich das sehr gut nachvollziehen. Schließlich war ich selbst einmal in genau der gleichen Situation wie Sie heute. Damals konnte ich mir sogar lange Zeit nicht einmal mehr vorstellen, auch nur einen Tag lang nicht zu rauchen. Und doch war es plötzlich möglich, von einem Moment auf den anderen. So wie es sich viele Raucher wünschen, aber oft nicht wissen, wie man dahin kommt.

Ganz einfach aufhören!

Wie Sie das auch können, möchte ich Ihnen in diesem Ratgeber zeigen.

Zu den ersten Auflagen dieses Buches habe ich vielfach die Rückmeldung bekommen, dass viele Menschen durch das Lesen dieses Buches (bei gleichzeitiger Ausführung der Übungen) dauerhaft zum glücklichen Nichtraucher wurden.

Daher bitte ich Sie, nun einmal kurz Ihre persönlichen Gründe zu notieren, warum Sie Nichtraucher werden.

Natürlich müssen Ihnen auch nicht gleich zehn Gründe spontan einfallen, weshalb Sie mit dem Zigarettengift Schluss machen werden. Ich sage meinen Seminarteilnehmern immer, dass sie besser einen oder zwei echte, für sie persönlich passende Gründe nennen sollen, als vielerlei irgendwo abgeschriebene Scheingründe.

Ich werde mit dem Rauchen aufhören, weil:

1. ______________________________
2. ______________________________
3. ______________________________
4. ______________________________
5. ______________________________
6. ______________________________
7. ______________________________
8. ______________________________
9. ______________________________
10. ______________________________

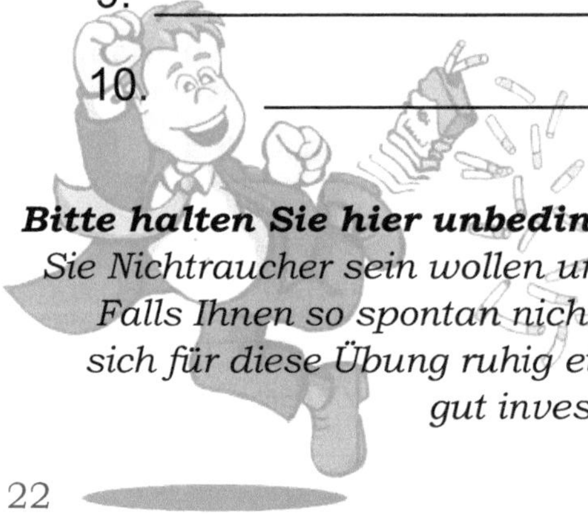

***Bitte halten Sie hier unbedingt schriftlich fest**, warum Sie Nichtraucher sein wollen und es durchziehen werden. Falls Ihnen so spontan nicht viel einfällt, lassen Sie sich für diese Übung ruhig etwas Zeit, denn diese ist gut investiert!*

MOTIVATIONSSTEIGERUNG

Haben Sie die vorherige Übung gemacht? – Wenn ja, sehr gut! ☺ Falls noch nicht, tun Sie es bitte spätestens, nachdem Sie dieses Kapitel zu Ende gelesen haben, denn es wird Sie motivieren und sich sehr für Sie lohnen!

Ein gehöriges Maß an Motivation ist wichtig, damit wir unsere Vorhaben durchziehen. Daher möchte ich Ihnen nun helfen, Ihre Motivation noch zu steigern. Im Folgenden finden Sie die wichtigsten Gründe, um Nichtraucher zu werden, die in meinen von Krankenkassen geprüften Seminaren immer wieder von Rauchern genannt werden.

Anleitung:

*In den kleinen Kreisen links können Sie nun ganz einfach die Gründe **ankreuzen**, die Ihnen persönlich wichtig sind. Falls Ihnen der eine oder andere Grund bei der vorherigen Übung spontan nicht eingefallen ist, dann schreiben Sie ihn einfach vorne zu Ihren persönlichen Gründen dazu. Also los geht's:*

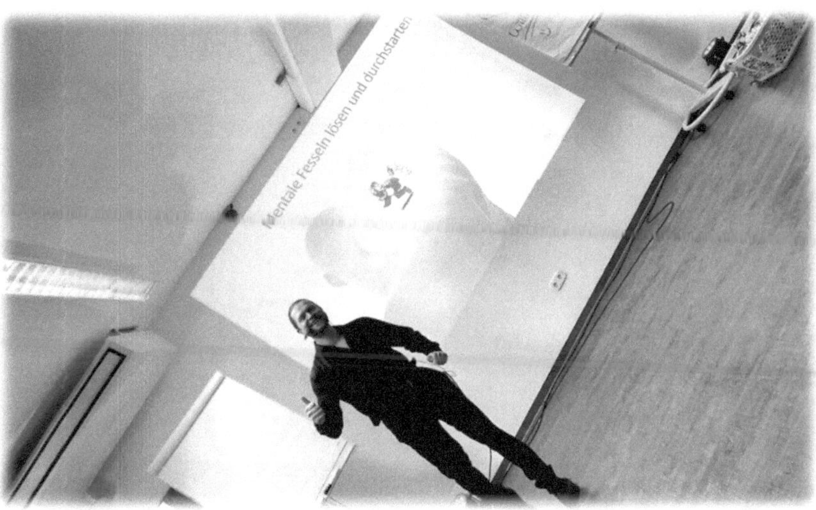

○ **Als Nichtraucher deutlich mehr Geld zur Verfügung haben!**

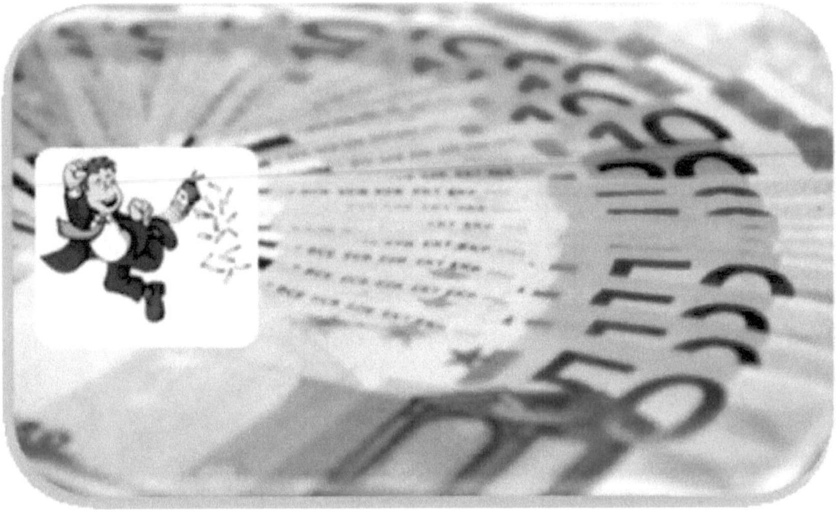

Der durchschnittliche Raucher bezahlt wegen der Sucht im Laufe seines Lebens über 100.000 € für die Zerstörung seiner eigenen Gesundheit. Zeit, dass diese Selbstvergiftung ein Ende hat!

Bei 7€ täglich sparen Sie als Nichtraucher 2555€ pro Jahr. Bei 8€ täglich sind es 2920€ und bei 10€ täglich sind es 3650€, die Sie künftig Jahr für Jahr mehr zur Verfügung haben. Enorm viel Geld also, das Sie künftig sparen oder für bessere Dinge einsetzen können.

Eine genaue Berechnung Ihrer Ersparnis finden Sie auf meiner Website: www.raucher-werden-frei.de

Achtung: Aufhören mit dem Rauchen gefährdet finanzielle Engpässe und ermöglicht manchen Luxus!

○ Ein besseres Liebesleben haben!

Möchten Sie als nichtrauchender Mann potenter zu sein bzw. als nichtrauchende Frau eine bessere Orgasmusfähigkeit plus mehr Lust auf und am Sex haben?

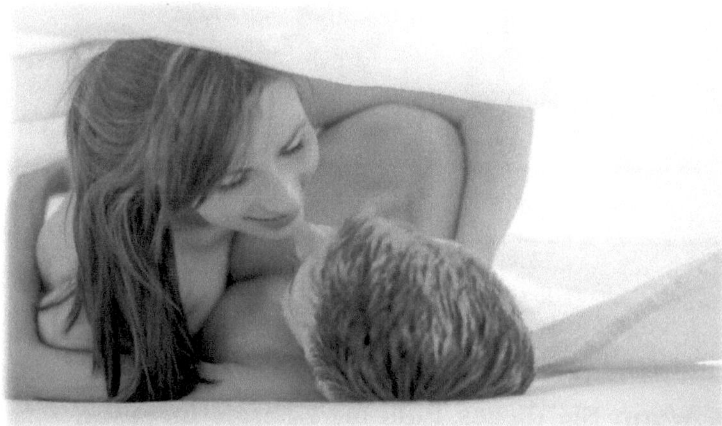

Als Raucher lesen wir immer wieder Warnhinweise, dass das Rauchen impotent macht. Doch es muss ja gar nicht gleich so weit kommen. Wir wissen, dass Rauchen Jahr für Jahr immer mehr die Potenz drosselt. Für die meisten Raucher ist es schon schlimm genug, wenn sie plötzlich nur noch die Hälfte der altersgemäß möglichen Potenz haben.

Übrigens: Egal, wie gut oder schlecht es bei Ihnen in diesem Punkt derzeit aussieht, indem Sie sich vom Zigarettengift befreien, werden Sie auch im sexuellen Bereich sehr angenehme Verbesserungen erleben. Die natürliche Potenzsteigerung durchs Nichtrauchen ist für viele Männer auch ein Plus an Selbstwertgefühl und Lebensqualität. Freuen Sie sich drauf! ☺

○ **Eine bessere Lungenfunktion haben!**

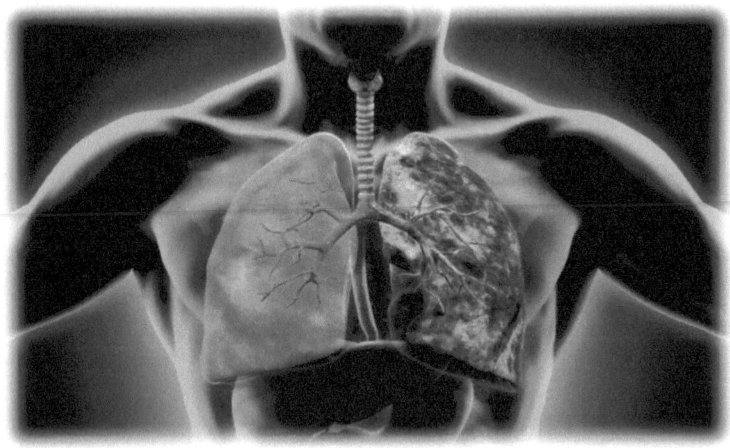

Gönnen Sie sich das mehr an Luft als Nichtraucher/in, statt Keuchen und Raucherhusten!
Gerade in der Lunge werden Sie als Ex-Raucher die schnellsten und deutlichsten positiven Veränderungen bemerken. Schließlich war diese direkt dem Rauchgift ausgesetzt. Sie wird es Ihnen normaler-weise als erstes danken!

○ **Einen besseren Atem und angenehmen Geruch haben!!** Als künftiger Nichtraucher brauchen Sie auch nicht mehr ständig diesen ekelhaften kalten Rauch in den Kleidern und Haaren zu haben.

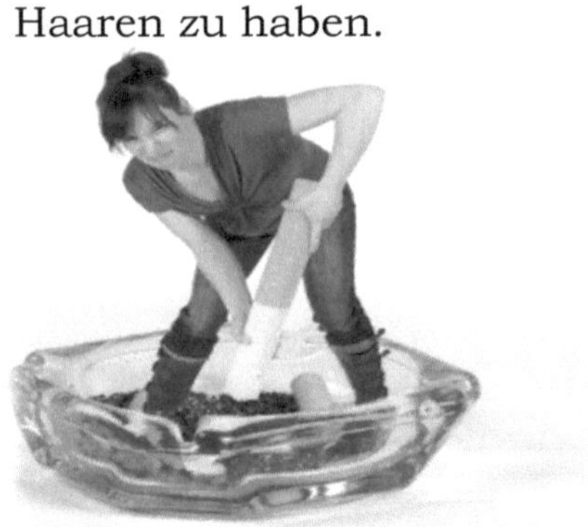

○ **Mehr Selbstwertgefühl, Selbstachtung, Stolz und Zufriedenheit!**

Gönnen Sie sich das gute Gefühl von **Stolz, Selbstachtung und Zufriedenheit** endlich etwas geschafft zu haben, was Sie sich schon lange vorgenommen hatten.

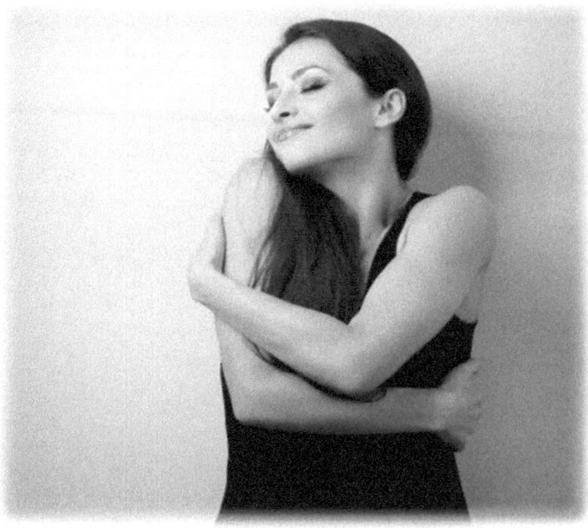

○ **Weniger Angst haben müssen,**

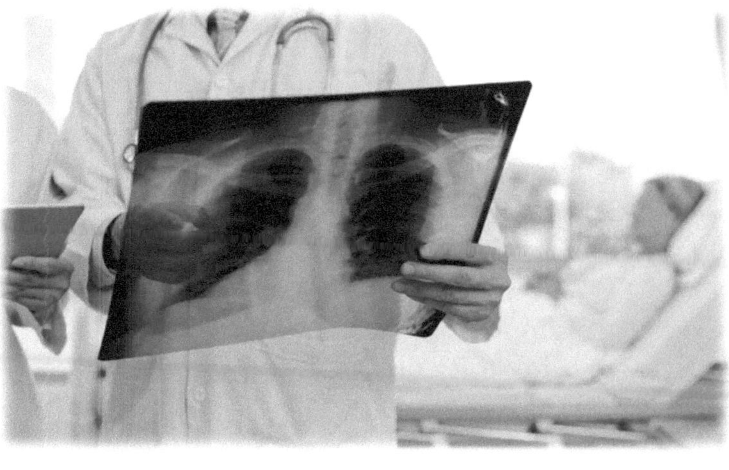

vor Lungen-, Kehlkopf- oder Lippenkrebs, Herzinfarkt, COPD, Raucherbein und weiteren, die Lebensqualität einschränkenden Krankheiten.

○ **In Gesundheit alt werden!**

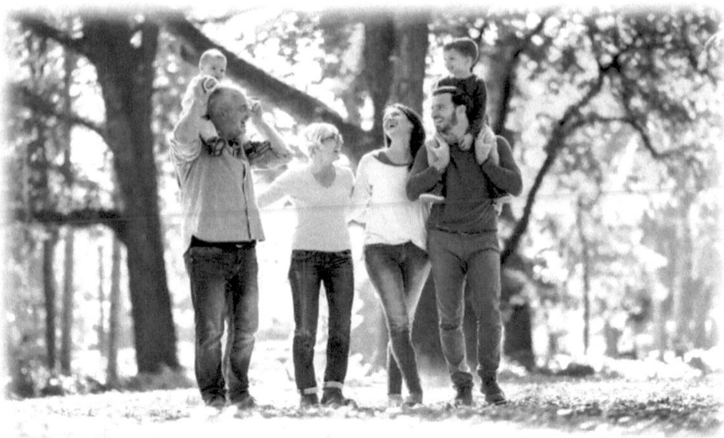

Zitat einer Seminarteilnehmerin:
„Lieber jetzt Nichtraucher werden und mit ausreichend Geld in Gesundheit leben, statt am Ende arm und krank zu sein.“

Die meisten Raucher bekommen leider irgendwann durch die Giftsucht irreparable Krankheiten. Diese schränken ihre Lebensqualität zum Teil sehr stark ein. Das können und werden wir durch einen rechtzeitigen Ausstieg aus der Giftsucht verhindern.

Auch wenn Raucher manchmal sagen: „Was interessiert mich heute das Alter schon?“, muss man doch, wenn man ehrlich zu sich ist, zugeben, dass das irgendwo nicht stimmt. Wozu zahlen wir denn schließlich Geld z.B. in Lebensversicherungen oder unsere Altersvorsorge ein, wenn uns das Alter vollkommen egal wäre?

Ab sofort machen Sie das Beste dafür, dass Sie auch noch in vielen Jahren eine zufriedenstellende Lebensqualität haben! ☺

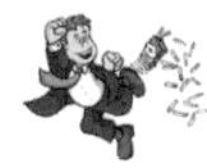

○ **Keine Belästigung anderer mehr mit Passivrauch und weniger soziale Ausgrenzung!**

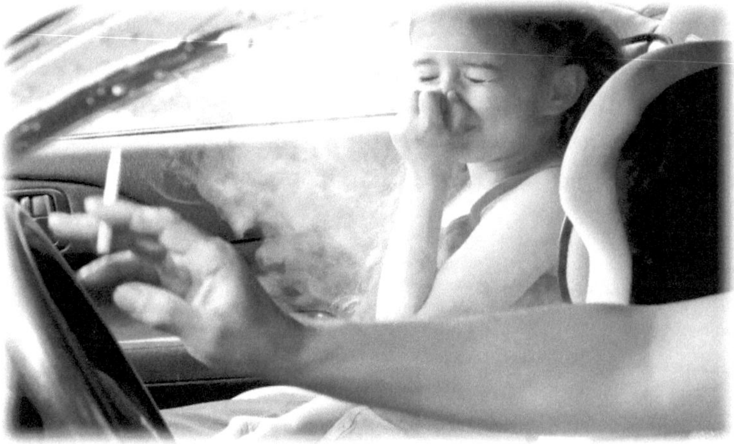

Der Giftrauch belästigt oft andere und man wird als Raucher zunehmend ausgegrenzt. Man muss selbst im kalten Winter vor die Tür. Raucht man drinnen, wird man von Nichtrauchern schief angeschaut. Ersparen wir uns die unsoziale Sucht!

○ **Weißere, schönere Zähne und weniger Zahnfleischentzündungen!!**

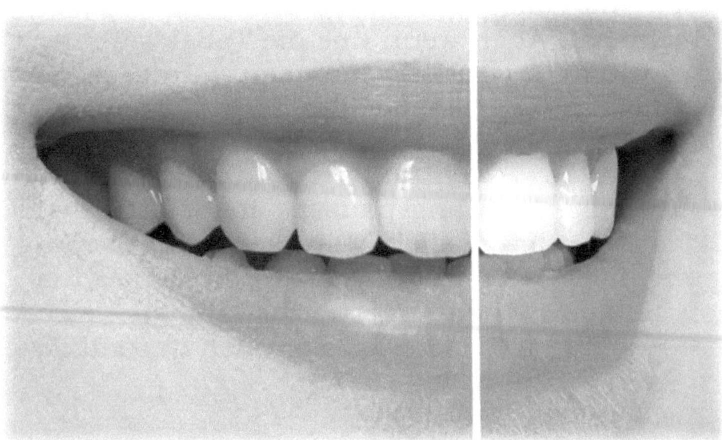

Machen Sie sich sympathischer für jeden, den Sie bald als Nichtraucher anlächeln werden! ☺

○ **Bessere Konzentration + besseres Gedächtnis**

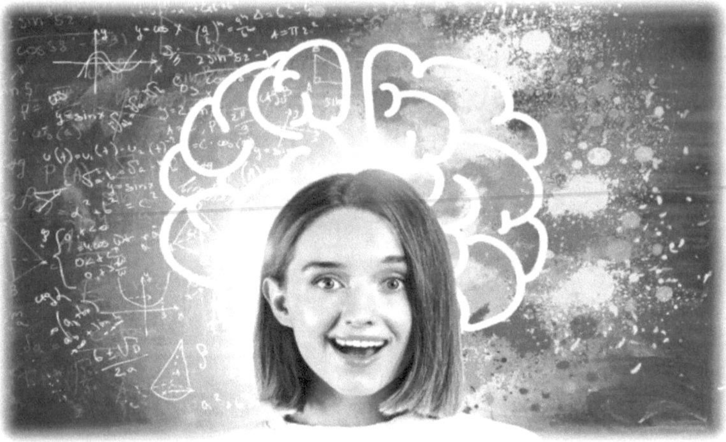

durch eine bessere Gehirndurchblutung; bei gleichzeitig weniger Schlaganfall-Risiko.

○ **Mehr innere Ruhe und Ausgeglichenheit,**

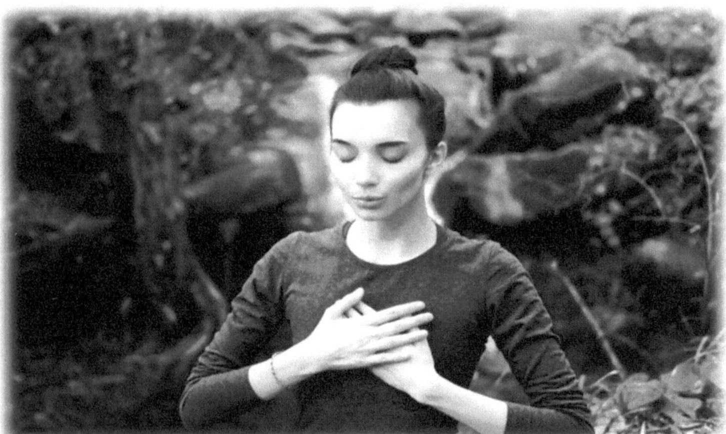

weil der ständig innere Drang nach einer weiteren Zigarette wegfällt. Als Raucher ist man ständig auf Entzug. „Stresszigaretten‘ sind in Wahrheit nicht anderes, als Drogennachschub, um diese innere Unruhe zu lindern. Als Nichtraucher wird dieser für Sie Vergangenheit.

- **Das Gefühl endlich wieder frei und selbstbestimmt zu sein!**

  Wir müssen als Nichtraucher nie wieder suchtbedingte Zwangshandlungen durchführen und all ihre Nachteile ertragen. Stattdessen können wir unser Leben selbst bestimmen und sind unabhängig von dem krankmachenden Zigarettengift!

Achtung: Das Aufhören mit dem Rauchen kann Sie unabhängig machen!!!

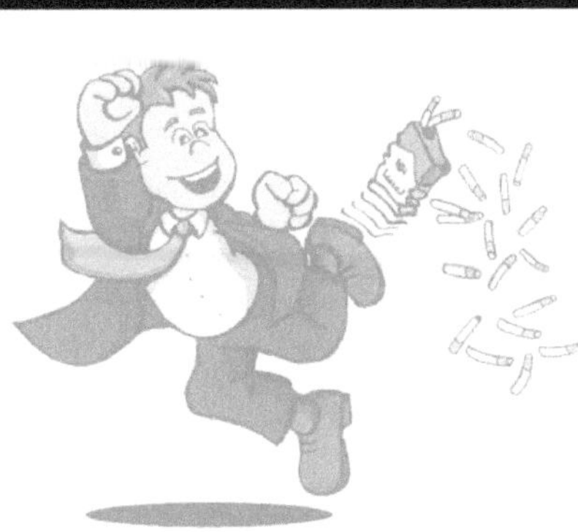

Kapitel 2:

VERÄNDERUNGEN MEISTERN

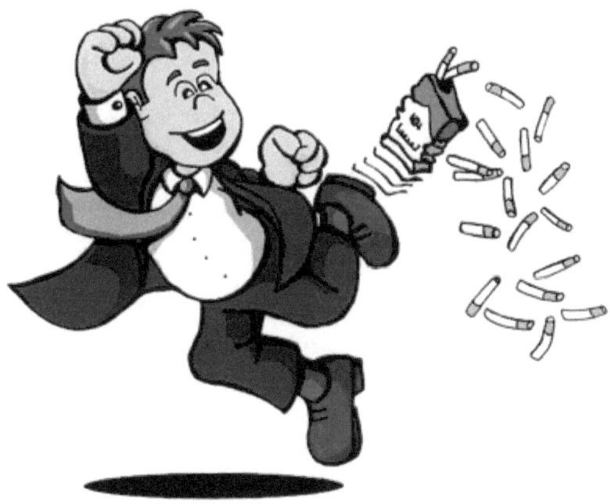

Achtung: Nichtrauchen kann einen suchtartigen Charakter bekommen!!!

Jean-Jacques Rousseau sagte einmal: „Der Mensch ist frei geboren, und liegt doch überall in Ketten.“

In gewisser Hinsicht scheinen wir Menschen mit unsichtbaren Fesseln an unsere Gewohnheiten gekettet zu sein. Fesseln, die oft nur in unserer Vorstellungswelt bestehen. Fesseln, ohne die es uns viel besser ginge und die viel dünner sind, als wir befürchten. Wenn wir es doch nur einmal wagen würden, mit den richtigen Gedanken diese tatsächlich lediglich Spinnweben dünnen Fesseln zu zerreißen.

Oft tun wir jahrelang manche Dinge auf die gleiche Weise. Einfach nur deshalb, weil sie so für uns so am einfachsten und bequemsten sind. Dabei müssen wir den einmal eingeschlagenen Weg immer nur einmal lernen und uns dann nicht mehr weiter anstrengen. In der Motivationspsychologie bezeichnet man dies als ein Leben in unserer „Komfortzone". In dieser leben wir einerseits zwar sehr einfach, kommen aber andererseits dabei auch nicht vom Fleck. Durch dieses bequeme Verharren in alten Gewohnheiten verpassen wir leider die eine oder andere lohnenswerte Chance auf eine echte Bereicherung unseres Lebens. So können uns durch unsere eingefahrenen Gleise manchmal echte Chancen verloren gehen. Aus reiner Bequemlichkeit.

Wenn einmal etwas Neues auf uns zu kommt und wir uns in der Komfortzone befinden, sagen wir als Raucher einfach, dass das, was wir verpassen oder durch die Sucht erleiden, ja gar nicht so schlimm ist. Außerdem war es „ja schon immer so"... - Kommt Ihnen das irgendwie bekannt vor?

Doch mit solchen bequemen Aussagen stehen wir uns irgendwann einmal selbst im Weg. Und zwar genau dann, wenn wir an dem Punkt angelangt sind, an dem wir nicht mehr weiterrauchen wollen. So wie Sie vermutlich jetzt.

An diesem Punkt ist es sinnvoll uns darauf vorzubereiten, einmal die alten, eingefahrenen Gleise zu verlassen. Dies mag zwar manchmal kurzfristig etwas unbequem sein, ist aber langfristig immer noch wesentlich bequemer als die oft grausamen Folgen des Rauchens am eigenen Leib erleben zu müssen. Daher freuen Sie sich, denn Sie werden nun aus dieser (nur vermeintlich so bequeme) Komfortzone heraus-kommen. Eine Zone, die in Wirklichkeit ein Gefängnis und als Raucher längst nicht mehr so angenehm ist. Ein mentales Gefängnis aus dem es sich lohnt auszusteigen! Bald schon werden Sie es verlassen!

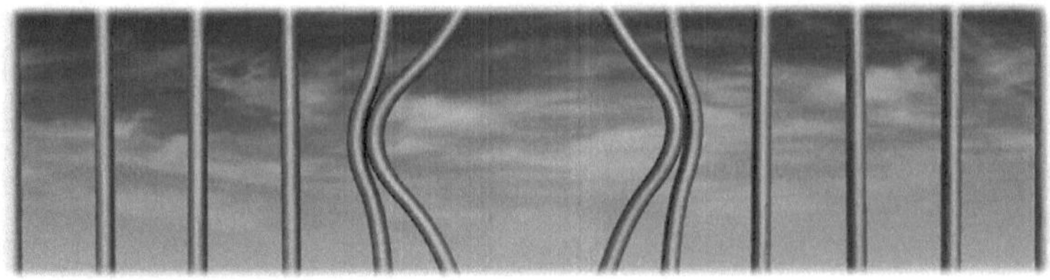

Raucherkrankheiten

Ich werde es Ihnen hier ersparen, die Folgen des Rauchens alle einzeln aufzuführen. Schließlich wissen Sie ja selbst, dass es alles andere als gesund ist. Ich glaube den wenigsten Rauchern würde es helfen, dies hier bis ins kleinste Detail zu vertiefen.

Wenn überhaupt, dann werden wir hier nur ganz kurz nebenbei das Thema Krankheiten ansprechen. Sie brauchen aber keine Angst vor einer das Gewissen zermürbenden Predigt über Raucherkrankheiten oder gar Bilder derselben zu haben.

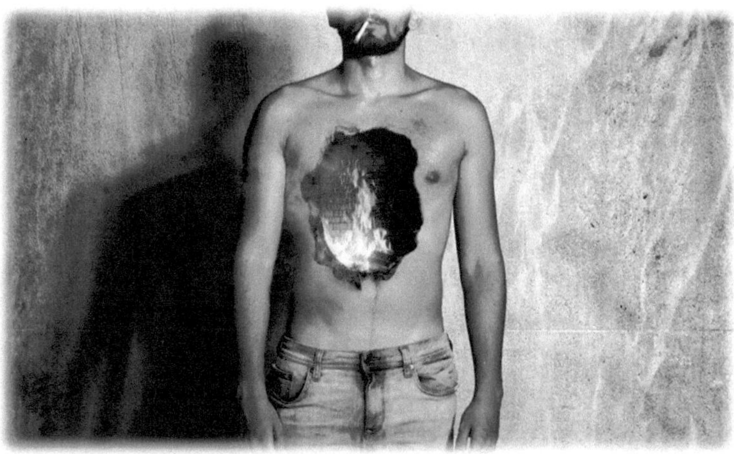

Ich schätze Sie als einen erwachsenen und klardenkenden Menschen ein, der selbst weiß, dass das Rauchen schädlich ist. Schließlich liest man es heutzutage ja auf jeder Zigarettenschachtel fett gedruckt.

Doch was nützt es?

„Nicht besonders viel", sagen viele und denen möchte ich mich hier anschließen. Es macht uns zwar unsere sonst so bequeme Komfortzone etwas unbehaglicher, aber es zeigt uns andererseits auch nicht, wie wir es mental hinbekommen den Weg aus der Sucht zu schaffen. Und genau diesen möchte ich nun mit Ihnen beschreiten.

Das Leben in der Komfortzone

Jeder Mensch, ob Raucher oder Nichtraucher, hat eine Komfortzone. Dort ist für uns zwar alles schön gewohnt, aber wir erleben anderseits keinerlei Weiterentwicklung.

So haben wir oft jahrelang immer das gleiche Lieblingsgericht, das gleiche Lieblingsrestaurant, kaufen in den gleichen Geschäften ein oder holen uns als Raucher oft jahrelang die gleiche Marke. Wir tun dies, ohne dass wir dabei das eine oder andere je ernsthaft in Frage stellen würden. Das ist zwar einerseits schön einfach, weil wir es so gewohnt sind. Andererseits führt es aber oft auch dazu, dass uns in manchen Bereichen sinnvolle Veränderungen schwerfallen. Ganz besonders dann, wenn wir vergessen, dass wir mit ein wenig Offenheit für Neues unsere Gewohnheiten auch jederzeit wieder ändern können.

Ganz anders war das alles früher, als wir als Kinder und Jugendliche oft viele Dinge ausprobierten, einfach nur der neuen Erfahrung wegen. An diese Neugierde, die Sie damals hatten, möchte ich Sie hier erinnern, da sie eine wichtige Fähigkeit ist, die uns hilft, aus alten Fahrwassern herauszukommen!

Solange wir die Dinge nur immer so machen, wie sie schon immer waren, treten wir oft jahrelang auf der Stelle und betrügen uns dabei um wertvolle neue Erfahrungen.

Eine weise **Erkenntnis** hierzu lautet übrigens:

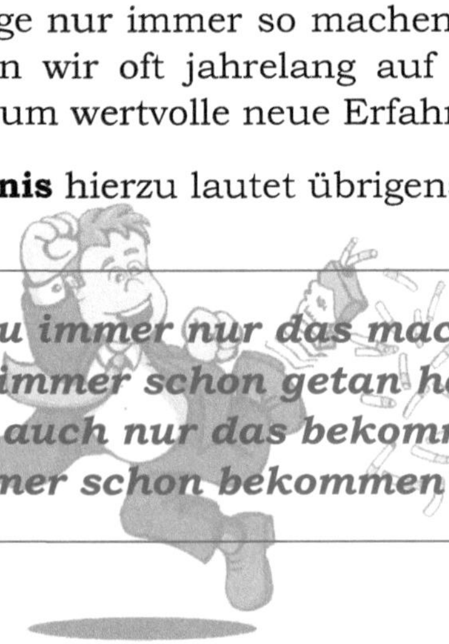

***„Wenn Du immer nur das machst,
was Du immer schon getan hast,
wirst Du auch nur das bekommen,
was Du immer schon bekommen hast!“***

Fazit: Erst, wenn wir bereit sind uns zu verändern, also etwas *„anders zu machen, als wir es schon immer gemacht haben“*, werden wir auch etwas Besseres erreichen können.

Beenden wir also alle Ausreden und Beschwichtigungen der tödlichen Sucht! Beginnen wir damit, uns in Gedanken Mut zu machen und uns selbst zu unterstützen. Dadurch erreichen wir viel leichter ein selbstbestimmtes Leben, frei von den teuren Giftzigaretten.

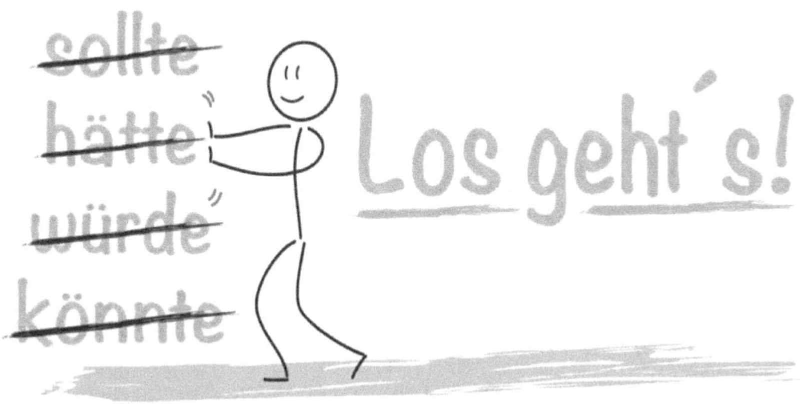

Die Angst vor der Veränderung

Leider gehen gerade Veränderungen oft mit blockierenden Ängsten einher. Diese sind in den meisten Fällen unbegründet. So begleitete auch die meisten Raucher, die ich entwöhnt habe, noch in den ersten Minuten meiner Seminare eine gewisse Angst vor der Veränderung. Sie sind mit einer gewissen Skepsis oder vielleicht noch vorhandenen Zweifeln also nicht allein. Tausende von Menschen, denen ich aus Süchten herausgeholfen habe, hatten diese anfangs.

Aus meiner psychotherapeutischen Praxis und meinen Online-Coachings kann ich Ihnen berichten, dass wir Menschen im Grunde zwei Formen von Ängsten haben:

1. Eine gesunde Angst vor einer realen Gefahr, die man in der Psychologie auch als „Furcht" bezeichnet. Für diese realen Gefahren sollten wir Lösungen entwickeln, um uns vor ihnen zu schützen. So ist beispielsweise die Angst von Rauchern vor dem Lungenkrebs eine gesunde Angst vor einer realen Gefahr. Schließlich haben Raucher ein fünfzehn Mal höheres Risiko (!), diese meist tödlich endende Krankheit zu bekommen. Lungenkrebs gehört in Deutschland mit etwa 40.000 Todesfällen pro Jahr zu den häufigsten bösartigen Erkrankungen und ist wie gesagt selten heilbar.

Quelle: Lungenärzte-im-Netz

Wenn man als Raucher darüber nachdenkt, bekommt man eine gesunde Form von Angst, die einen schützen möchte.

2. Dann gibt es aber auch eine **übertriebene, blockierende Angst**, die uns im Leben nichts als behindert und wegen der immer wieder Angstpatienten in meine Praxis kommen. Ängste vor dem Zahnarzt, dem Fliegen, Höhen, Menschenmengen, im Grunde harmlosen Insekten, Prüfungen oder anstehenden Veränderungen bringen uns in der Regel mehr Nachteile als Vorteile. Bei diesen blockierenden Ängsten hilft es oft, die Dinge aus einem anderen Blickwinkel zu betrachten.

Auch als Raucher haben wir oft sonderbarerweise die eine oder andere blockierende Angst. Viele Raucher befürchten, ihnen könnte etwas fehlen und sie müssten auf etwas verzichten, wenn sie mit dem Rauchen aufhören. Diese Angst ist jedoch unbegründet, da uns als Nichtraucher also, bevor wir mit dem Rauchen angefangen haben, ja gar nichts fehlte.

Wenn wir Nichtraucher fragen, ob ihnen ohne Zigaretten etwas fehlt, fragen diese höchstens verwundert zurück, warum ihnen denn etwas fehlen sollte. Diese Angst, die viele Raucher haben, ist also tatsächlich unbegründet. Sie beruht lediglich auf falschen Vorstellungen, die wir als Raucher von der Werbung und Filmen mit manipulativer, verdeckter Werbung eingetrichtert bekommen haben. Diese werden wir im Laufe dieses Buches Stück für Stück auflösen.

Als Ex-Raucher, der den Aufhörprozess aufs Genaueste studiert und auch selbst erlebt hat, werde ich Ihnen im Laufe des Buches verraten, warum diese Angst tatsächlich vollkommen unbegründet ist, wenn man die Sache nur richtig angeht. Nur bitte ich Sie hier noch um ein klein wenig Geduld und Vertrauen, denn wir werden vorher noch ein paar grundlegende Dinge zusammen durchgehen, damit Ihnen alle Zusammenhänge auch wirklich klar werden.

Dann kann es auch bei Ihnen den berühmten „Klick im Kopf“ machen und die Loslösung von der Sucht für Sie genauso leicht werden, wie Sie es sich vielleicht schon lange gewünscht haben. Sie werden dann genau verstehen, warum Sie als Ex-Raucher auf nichts verzichten müssen. Ja, und ich meine tatsächlich auf NICHTS!

Jedes angenehme Gefühl, das Sie bisher vielleicht noch beim Rauchen hatten, werden Sie auch weiterhin empfinden können. ☺ Dann aber auf natürliche Weise, ohne die teure Abhängigkeit von einer Giftdroge, die Ihnen noch dazu von ihrem Hersteller nie als solche verkauft wurde.

Rauchen als echte Drogensucht verstehen

Schauen wir uns einmal ein firmeninternes Original-Zitat einer der größten Drogendealer weltweit (British-American-Tobacco) aus dem Jahr 1979 an:

„Wir gehen davon aus, dass die hohen Profite der Tabakindustrie direkt mit der Tatsache zusammenhängen, dass der Kunde vom Produkt abhängig ist.“

In einem weiteren internen, öffentlich weitestgehend unbekannten, streng vertraulichen Dokument sagte der Vizepräsidenten des gleichen Unternehmens:

„Außerdem ist Nikotin suchterzeugend ... Wir machen also Geschäfte mit dem Verkauf der Droge Nikotin...“

(Quelle *„Schwarzbuch Zigarette“* von Renate Burger und Keyvan Davani, Ueberreuter Verlag (2006)) [11]

Das sagten die Verantwortlichen der Tabakindustrie selbst intern, während sie nach außen hin das Rauchen bis mindestens 1996 als „freie Entscheidung“ des Menschen verkauften und eine Abhängigkeit offiziell gänzlich leugneten.

Es sind also nicht meine Worte, dass diese Firma ein „Drogendealer“ ist. Es sind ihre eigenen Worte.

Ihnen (als potenziellen Kunden) wurde die Droge von den Tabakkonzernen lediglich als „Genussmittel“, doch nie als echte Droge verkauft. Oder glaubten Sie damals, als Sie Ihre ersten Zigaretten rauchten, dass Sie einmal tatsächlich jahre- oder sogar jahrzehntelang davon abhängig werden würden?

Diese Unterschätzung der Droge Nikotin war jedoch keine Dummheit. Es war das Ergebnis einer gezielt vorgenommenen Gehirnwäsche, deren Sie jahrelang ausgesetzt waren, ohne es überhaupt zu merken!

Wir werden uns das Thema körperliche bzw. nervliche Abhängigkeit von der Droge in einem späteren Kapitel noch etwas genauer anschauen, so viel aber schon mal vorab:

Der einzige „Genuss" beim Rauchen ist das Nachlassen von Entzugserscheinungen, die Sie ohne die Einnahme von Nikotin jedoch gar nicht hätten! Der Rest ist nichts als eine selbsterfüllende Prophezeiung, auf die man manipulativ mit psychologischen Methoden gezielt hingewirkt hatte.

Unser Vorteil: Wir können nun mit den heutigen Methoden der Psychologie ebenfalls auf eine selbsterfüllende Prophezeiung hinwirken. Und zwar auf eine, deren Ergebnis wir wollen! - Nichtraucher sein, ohne Verlustgefühl!

Kapitel 3:

DAS HIN UND HER IM KOPF

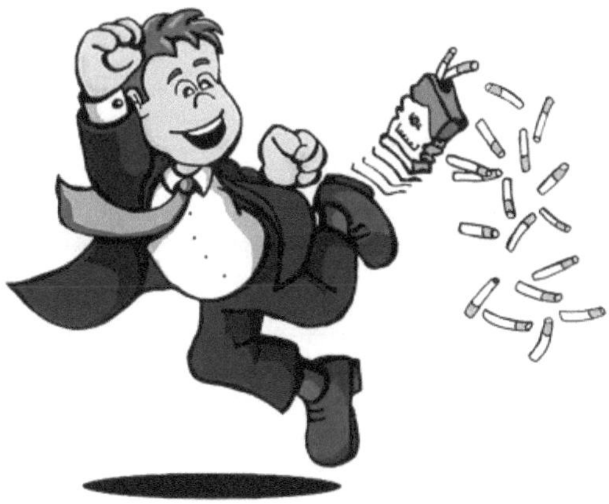

Achtung: Mit dem Rauchen aufzuhören gefährdet den Selbstbetrug!

Obwohl Veränderungen für uns manchmal eine kleine Umstellung bedeuten, wissen wir doch, dass sie sich für uns lohnen. Wie sehr es sich für Sie lohnen wird, wieder Nichtraucher zu werden, haben Sie ja bereits im ersten Kapitel selbst gesehen.

Dennoch ist es oft so, dass wir ganz einfach aus Bequemlichkeit oder Angst vor der Veränderung diese nur allzu gerne auf „morgen“ oder „nächstes Jahr“ verschieben. Viele Raucher nehmen sich ständig vor, „dann bei der nächsten Zigarettensteuererhöhung...” endlich aufzuhören, damit sie sich bis dahin mit weniger starken

Gewissensbissen getrost weiter vergiften können. Alles nur aus Angst vor der Veränderung.

Einerseits wünschen wir uns, endlich frei von der stinkenden, teuren und krank machenden Sucht zu werden, andererseits haben wir so viel Angst davor, dass wir innerlich fast schon wie gespalten sind.

Außerdem fühlt man sich als Raucher auch noch ständig unter Druck gesetzt. Das Ergebnis: Bei uns im Kopf geht es oftmals hin und her!

Als ich selbst damals noch Raucher war, hatte ich oft das Gefühl, als ob auf einer meiner Schultern ein kleiner Engel sitzt und auf der anderen ein kleiner Teufel. Die beiden schienen nichts Besseres zu tun zu haben, als mir ständig zu sagen, was für mich das Beste sei. Sehr vielen Rauchern, die ich inzwischen entwöhnt habe, ging es ähnlich.

Das Engelchen ist unsere natürliche, gute innere Stimme, die möchte, dass wir wieder frei und selbstbestimmt sind.

Auch das Teufelchen ist eigentlich gar nicht so schlecht, wie wir oft annehmen. Es spiegelt vielmehr all unsere geheimen Ängste und Zweifel wider. Es bezweifelt, dass wir uns aus den Fängen der Sucht befreien können und hält uns darin gefangen. Seine Ängste bezüglich dem Nichtrauchen und positive Vorstellungen über das Rauchen wurden uns von der Tabakindustrie manipulativ eingeredet, sind aber nichts anderes als Marketinglügen. Diese wirken nur so lange, wie wir an sie glauben.

Im Grunde spiegelt das, was ich hier einmal illustrativ als Teufelchen auf der anderen Schulter bezeichne, den Teil von uns wider, der einfach lieber aus Bequemlichkeit weiterhin in der Komfortzone leben möchte. Es geht ihm stets nur um eine kurzfristige Befriedigung der Sucht und das langfristige Ausbrechen daraus erscheint ihm viel zu schwer.

Als was wir diesen Teil in uns bezeichnen, ist übrigens egal.

Beispiel eines inneren Raucher-Dialogs

Schauen wir uns einmal an, wie so ein innerer Dialog bei einem Raucher beispielsweise aussehen kann:

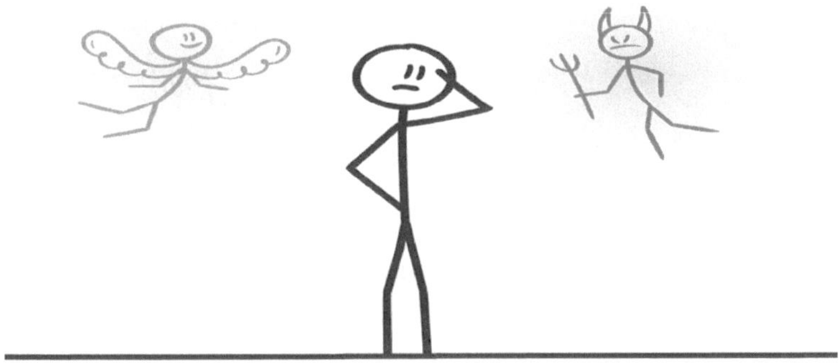

Engelchen:
„Also angenommen, Du könntest hiermit ganz einfach mit dem Rauchen aufhören, dann würdest Du das doch sofort machen, nicht wahr?
Was meinst Du, wie gut es Dir ginge, wenn Du endlich wieder frei wärst? Das wäre doch super! Oder etwa nicht?“

Teufelchen:
„Super? Von wegen! Dann müsstest Du aber auf einiges verzichten. Eine arme Sau wärst Du dann. Höre bloß nicht auf zu rauchen!“

Engelchen:
„Aber, denk doch mal nach: Als Nichtraucher ginge es Dir doch endlich wieder besser! Du hättest mehr Luft, wärst freier, selbstbestimmter, gesünder und hättest mehr Geld. Du müsstest auch auf nichts verzichten. Oder musstest Du es, als Du früher selbst noch Nichtraucher warst?
Also, warum denn jetzt?“

Teufelchen:

„Mag ja sein, aber Du schaffst das doch sowieso nicht!
Warte doch lieber bis zum richtigen Zeitpunkt ab. Wie wäre es mit nächstem Jahr oder in zwei Jahren oder bei der nächsten Zigarettensteuererhöhung? Dann ist doch bestimmt ein viel besserer Zeitpunkt als jetzt."

Engelchen:

„Bei der letzten Erhöhung hast Du auch nicht aufgehört. Warum auch so lange warten? - Komm trau Dir doch mal was zu! Du hast schon so vieles in Deinem Leben geschafft, warum nicht auch das? Ich weiß, dass Du das kannst!

Lese einfach das Buch hier zu Ende und bestimmt schaffst Du es dann! Solltest Du es tatsächlich dennoch nicht schaffen, was ich für eher unwahrscheinlich halte, kannst Du ja immer noch eventuell vorhandene Reste der Sucht mit einer professionellen Entwöhnung auflösen. Du bekommst dabei einen Zuschuss Deiner Krankenkasse und bekommst eine garantierte Unterstützung bis zum Erfolg! Also, was hast Du zu verlieren? Wenn Du Deinen Krankenkassenzuschuss einbeziehst, würde Dich das weniger kosten, als noch zwei oder drei Wochen weiter zu rauchen.
Wie gesagt, das aber nur als Plan B. Schaffen wirst Du es auf jeden Fall! Wenn Du hier richtig umdenkst, sogar ohne weitere Hilfe!

Teufelchen:

„Ach was. Komm, jetzt steck Dir erst mal 'ne Kippe an! Außerdem sterben ja auch Nichtraucher an Krebs und irgendjemand muss schließlich auch Steuern zahlen. Also rauch ruhig weiter."

Engelchen:

„Ich versteh ja Deine Angst. Aber ist es das wirklich wert, mit dem Aufhören zu warten, bis man irgendwann krank ist von den ganzen Giften, die da drin sind? Und ist es das wirklich wert, noch jahrelang für die Zerstörung Deiner eigenen Gesundheit auch noch teuer zu bezahlen?

Sei doch bitte einmal ehrlich zu Dir selbst: Wenn Du tatsächlich gerne Steuern bezahlen würdest, dann kannst Du ja mal einen Steuerberater fragen, wie Du möglichst viele Steuern bezahlst. - Aber wer macht denn so was?

Also, wie wäre es mit ein wenig Ehrlichkeit zu sich selbst?"

Teufelchen:

„Ehrlich hin oder her. Lass mich doch in Ruhe mit Deinem „ehrlich zu sich selbst sein..." - Dir schmecken die Zigaretten doch so gut und wenn Du mal keine hast, geht es Dir hundselend. Und Du erzählst hier was vom Aufhören und ehrlich zu Dir selbst sein..."

Engelchen:

„Nochmals, erinnere Dich bitte: Bevor Du mit dem Rauchen angefangen hast, hat Dir doch auch nichts gefehlt und tausenden von Ex-Rauchern, die

psychisch frei geworden von der Abhängigkeit sind, fehlt auch nichts.
Lass Dich also bitte nicht durch Fehlgedanken Deiner Freiheit berauben. Überlege bitte einmal selbst: All die vielen Nichtraucher brauchen doch auch keine Kippen. Denen geht es doch ohne die sogar noch besser, weil sie nicht ständig auf diese kleinen stinkenden Krebsstängel angewiesen sind.
Dass es Dir ohne Kippen elend geht, ist doch nur deshalb so, weil Du glaubst, diese Dinger zu brauchen und daher Angst vor dem Aufhören hast.
Aber Du wirst sehen, wir finden schon wieder einen Weg mental raus aus der Sucht. Ja, ich glaube, Du bist sogar schon auf dem richtigen Weg, sonst würdest Du ja nicht dieses Buch hier lesen."

... So oder so ähnlich geht es bei vielen Rauchern ständig im Kopf hin und her. Oft vielleicht nicht so ausführlich wie hier, aber bestimmt kennen Sie auch in irgendeiner Form diese Art von innerem Konflikt, der für uns als Raucher so typisch ist. Der einzige Unterschied wird wohl sein, dass bei Ihnen bisher öfters noch das „Teufelchen" die Oberhand hatte. Aber das wird sich, je weiter Sie dieses Buch lesen und dabei umdenken, mehr und mehr ändern.

Ich selbst hatte wie gesagt früher genau denselben Konflikt. Daher weiß ich, dass es für ihn letztlich auch nur eine Lösung gibt. Und zwar Umdenken und sein Ziel immer wieder innerlich als wunderschönes Bild vor Augen haben. Das ist unsere Befreiung aus dem mentalen Teil der Sucht!

Dass ich mich in manchen Dingen immer wieder wiederhole, ist übrigens Absicht. Festigen auch Sie bitte immer wieder

Ihr Ziel und was Sie erreichen möchten. Denken Sie immer wieder daran, wie Sie bald schon freier, gesünder, wohlhabender, glücklicher und wieder ein positives Vorbild sein werden. Freuen Sie sich auf einen besseren Geruch, mehr Geschmack, Luft und Ausdauer.

Dann ist nämlich das Teufelchen, das einen nur aus Angst zum Selbstbetrug verleitet, ganz von selbst wieder weg. So dürfen wir erleben, dass das Engelchen nicht nur „eigentlich" Recht hatte.

Fazit:

Als Raucher haben wir quasi zwei innere Stimmen, die uns sagen, was wir tun sollen. Wir sind daher oft zwischen dem Aufhörenwollen und dem Weiterrauchen innerlich hin und her gerissen.

Die gute innere Stimme in uns signalisiert uns den Wunsch, als Nichtraucher wieder frei und selbstbestimmt zu leben. Andererseits zweifeln wir aber oft noch daran, ob wir das auch wirklich können.

Dass das, was das auf der einen Schulter sitzende Teufelchen alles befürchtet und uns einflößen will, in Wahrheit gar nicht stimmt, werden wir in den entsprechenden Kapiteln dieses Buches noch vertiefen, um dadurch alte, einengende Glaubensmuster endgültig aufzulösen. Dann sind Sie wirklich frei! ☺

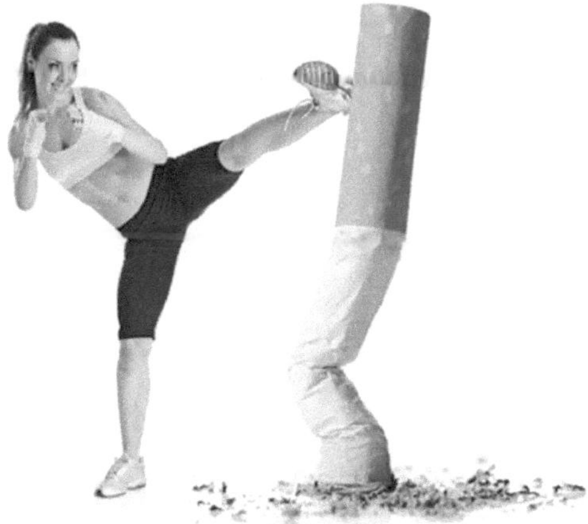

Innerer Konflikt vieler Raucher

In meinen Seminaren lerne ich immer sehr interessante Menschen kennen. Einige von ihnen sind an sich sehr gesundheitsbewusste Menschen. Zum Teil arbeiten sie sogar als Ärzte, Krankenschwestern oder Krankenkassen-mitarbeiter selbst im Gesundheitsbereich. Viele von ihnen wissen um die Giftigkeit der Zigaretten. Sie bekommen sogar in regelmäßigen Abständen immer wieder mit, wie qualvoll und schmerzhaft andere Raucher an den Folgen ihrer Sucht sterben müssen. Doch selbst dies hält abhängige Raucher oft nicht davon ab, weiterzurauchen, solange sie nicht wissen, WIE sie aufhören können.

Gleichzeitig konsumieren heute immer mehr Menschen Bioprodukte, um möglichst wenig Giftstoffe mit der Nahrung aufzunehmen. Das ist zwar grundsätzlich gut, aber was nützt es, wenn man sich als Raucher dann täglich satte 250 zahlreiche krank machende Gifte durch den Zigarettenqualm zuführt, von den über 90 krebserregend sind?

Passt das *zusammen?* Nein, natürlich nicht! Und genau deshalb liegen Sie auch mit Ihrem immer deutlicher aufkommenden inneren „Nein zur Zigarette!" goldrichtig! Wir sind schließlich nicht dumm und wissen selbst, dass es für uns besser sein wird, endlich diese Krebsstängel ein für alle Mal wegzuschmeißen.

Bis zu dem Moment, ab dem wir begonnen haben umzudenken und nun innerlich sagen: „So das war's: Ab jetzt rauche ich nicht mehr!“, lebten wir als Raucher permanent mit einem enormen inneren Konflikt. Dieser ging über die schädliche Wirkung der Zigaretten hinaus und hatte unsere Lebensqualität noch mehr vermindert. All das wird ab jetzt Vergangenheit!

Wir werden uns gleich das widersprüchliche Raucherdenken noch genauer anschauen, um es ganz zu verstehen und dann auch für immer zu beenden. Das macht es viel leichter!

Kapitel 4:
ENTSTEHUNG UND ENDE DES INNEREN KONFLIKTS

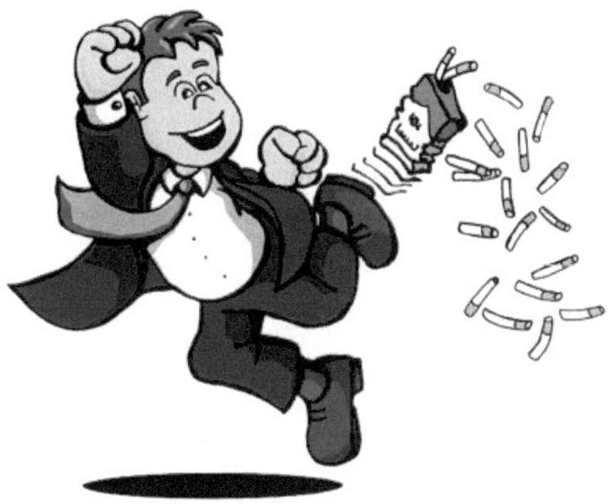

Der erste Schritt aus einer Sucht und einem falsch eingeschlagenen Weg ist immer Ehrlichkeit zu sich selbst.

Viele Raucher behaupten, sie würden gerne rauchen. Wenn man sie aber fragt, ob sie gerne mit dem Rauchen aufhören würden, wenn es ganz einfach und ohne Gewichtszunahme geht, sagen die meisten, dass sie es dann sofort tun würden.

Andere Raucher bezeichnen Nichtraucher als spießig oder ungesellig, weil diese das Rauchen ekelhaft finden. Wenn man sie jedoch fragt, ob sie selbst damals, als sie noch nicht mit dem Rauchen angefangen hatten, denn spießig oder ungesellig waren, sagen sie entschieden „selbstverständlich nicht!".

Bevor sie mit dem Rauchen angefangen hatten, fanden viele das Rauchen erst einmal ekelhaft und es hat ihnen gestunken. Heute hingegen stinken diesen Rauchern vielmehr die Nichtraucher mit deren Meinung, die sie vorher jedoch selbst auch vertreten hatten bzw. oft sogar noch viel extremer wieder vertreten, wenn sie mit der Qualmerei aufgehört haben.

Oder wer kennt sie nicht, die ganzen militanten Ex-Raucher, die oft Rauchern gegenüber noch intoleranter sind als jene Nichtraucher, die selbst nie geraucht haben. Der Grund für deren Verhalten liegt darin, dass diese Ex-Raucher immer noch psychisch abhängig sind und sich durch ihr Verhalten vor der Sucht unbewusst schützen wollen. Das brauchen Sie nicht, wenn Sie dieses Buch zu Ende gelesen und alle Übungen gemacht haben. Schließlich lösen wir die psychische Abhängigkeit Stück für Stück auf, statt sie lediglich zu unterdrücken.

Davon abgesehen und einmal mit Abstand betrachtet, finden Sie nicht auch vieles am Rauchen auf scheinbar sonderbare Weise merkwürdig und widersprüchlich? Dabei sind das nicht die einzigen Widersprüche, die es bei dieser krankmachenden Sucht gibt. Die ganze Abhängigkeit scheint voller Widersprüche zu sein.

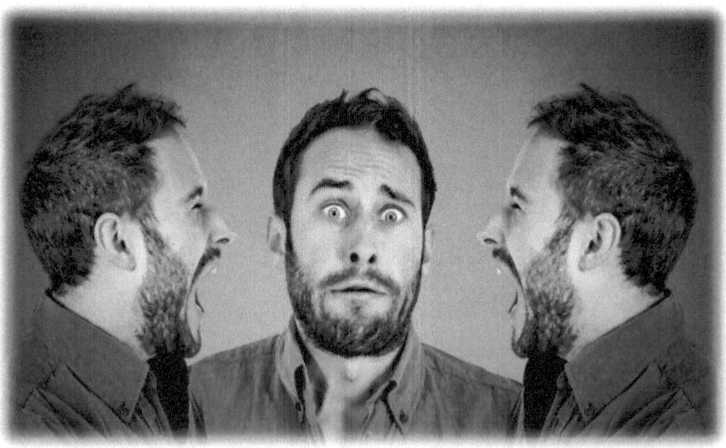

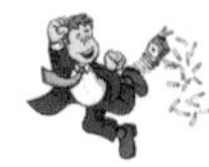

Doch woher kommen diese Widersprüche?

Sie kommen daher, weil so vieles, von dem, was wir als Raucher übers Rauchen denken und fühlen, in Wahrheit immer wieder wiederholte Marketing-Lügen der Tabakindustrie sind!

Diese Marketing-Lügen stehen im krassen Gegensatz zu unserer Wahrheit in uns, die wir alle kennen und an die wir wieder glauben dürfen.

Solange wir diese Lügen jedoch noch nicht als solche erkannt und für uns als ungültig definiert haben, sitzen wir innerlich in der Falle. Schließlich wurden sie uns psychologisch hochwirksam, ganz subtil einsuggeriert - ohne, dass unser Verstand es überhaupt bemerkte.

Und wir glauben nicht nur unbewusst an diese Lügen, wir fühlen diese verinnerlichten Fehlgedanken auch. Das macht es für viele erst einmal noch schwieriger sie zu erkennen.

Wir müssen dabei beachten, dass unsere Gedanken und Bewertungen einen enormen Einfluss auf unsere Gefühle haben. Tun wir dies nicht, werden wir beim Rauchen aufhören unnötige Gefühle der Schmacht nach Zigaretten haben. Daher ist es so wichtig, dass wir unsere Bewertungen des Rauchens verändern!

Ändern wir also alle positiven Gefühle und Gedanken gegenüber dieser krankmachenden Drogen-Seuche. Ändern wir sie in ein Vokabular, wie stinkende „Drogen-Seuche", das ich hier ganz bewusst und absichtlich benutze, um positive Gefühle von ihr zu lösen. Es ist wie gesagt eine Drogenseuche, die wir früher, als wir uns wegen ihr noch nicht anzulügen brauchten und noch ehrlich zu uns waren, sogar selbst abstoßend fanden und als Nichtraucher oft wieder abstoßend finden werden.

All diese Gedanken und Gefühle kommen nur dadurch zustande, weil wir als Raucher unbewusst bestimmte Dinge übernommen hatten, die objektiv betrachtet einfach nicht stimmen. Diese Gedanken verursachen jedoch eine mentale Abhängigkeit und halten viele Menschen in der Sucht gefangen. Die Folgen sind vorzeitiger Tod, Geldprobleme, Ausdauerprobleme, Potenzprobleme, Selbstvorwürfe, schlechtes Gewissen, Hautalterung, körperliche und sogar viele psychische Erkrankungen. Höchste Zeit also, sie sich einmal bewusst zu machen und gehörig zu hinterfragen!

Das ist auch die Lösung, warum wir als Raucher häufig im Kopf diese zwei vorher beschriebenen Stimmen haben.
Die gute innere Stimme, also das „Engelchen“, ist unsere wahre innere Stimme. Sie ist unsere innere Wahrheit und will uns helfen nach ihr zu leben. Doch sie zwingt uns nie. Auf der anderen Seite müssen wir uns selbst vor dieser guten inneren Stimme ständig rechtfertigen. Und daher kommt es allmählich zur zweiten inneren Stimme, die uns als Raucher hin- und hergerissen sein lässt.

Früher, als Sie noch Nichtraucher waren, hatten Sie nur eine Stimme im Kopf und das war gut so. Sie brauchten keine Ausreden, Rechtfertigungen, keinen Selbstbetrug, Scheinbegründungen und Lügen, um das Rauchen vor sich selbst und anderen rechtfertigen zu können. Sie dachten ganz einfach und ehrlich zu sich, wie Sie eben dachten. Das Leben war einfacher. Es war viel besser als dieses widersprüchliche Denken, das Sie heute als Raucher haben, weil sie bisher noch etwas getan und vor sich selbst rechtfertigen mussten, hinter dem Sie in Wirklichkeit gar nicht mehr stehen. Die meisten Raucher zumindest kennen diese Art des inneren Konflikts und widersprüchlichen Denkens.

Wie sieht das eigentlich bei Ihnen aus?

- *Genießen Sie das Rauchen tatsächlich, obwohl Sie gleichzeitig damit aufhören wollen?*
- *Finden Sie nicht auch, dass es „eigentlich" doch nicht soooo gut ist, aber rauchten bisher noch weiter, weil Sie bis zum Lesen dieses Buches irgendwie noch nicht anders konnten?*
- *Oder sind Sie ein überzeugter Raucher und finden Sie es so gut, dass Sie es Ihren Kindern empfehlen würden?*

Macht einen die Sucht irgendwie verrückt?

Viele Raucher, die ich im Laufe meines Lebens kennen gelernt habe, einschließlich mir selbst damals, denken so widersprüchlich, wie eben gezeigt. Daher dachte ich damals von mir, ja schon fast irgendwie verrückt zu sein. Denn irgendwie schien mir das, was ich tagein, tagaus als Raucher tat, nicht mehr logisch und rational nachvollziehbar.

Doch die gute Nachricht, die ich Ihnen heute sagen kann, lautet: „Nein, weder ich war damals irre, noch sind Sie es heute, nur weil Sie sich bisher noch als Raucher gesehen haben und glaubten Sie bräuchten Zigaretten!"

Manipulierter Raucher

„Jemanden an eine Lüge glauben zu lassen, nennt man Manipulation, wenn man dabei aus Eigennutz den anderen an seinen wahren Bedürfnissen vorbei verführt, ohne dass er wirklich davon profitiert."

So ähnlich habe ich Manipulation einmal während meines Studiums im Fach Betriebspsychologie kurz und knackig definiert.

Wenn wir nun das Vorgehen der Tabakindustrie genauer betrachten, kommen wir zum Ergebnis, dass sie genau das mit Rauchern macht: Sie manipuliert Raucher. Bewusst, absichtlich und im ganz großen Stil! Mit Todesfolge.

Sie manipulierte uns schon seit unserer Kindheit, noch bevor wir überhaupt wussten, was Manipulation überhaupt ist.

Erinnern Sie sich z.B. noch an Popey oder Lucky Lucke?

Dies sind nur zwei der populärsten Beispiele, mit denen die Tabakindustrie schon Kindern über heldenhaft rauchende Komikfiguren einsuggerierte: „Wenn Du einmal auch so ein großer Held sein willst, dann musst Du rauchen!". Sie tat es jedoch weiter in den Flintstones, Walt-Disney-Comics und vielen mehr.

Erkennen wir die zweite Raucherstimme, also das Teufelchen auf der anderen Schulter, daher als das Ergebnis einer gezielten und gewaltigen Manipulationsmaschinerie der Tabakindustrie. Für diese gibt sie jährlich Milliarden Euro und Dollar aus. Das Werbeetat der Tabakindustrie für unterschwellig manipulative Giftwerbung im Fernsehen beträgt allein in Deutschland jährlich mehr als 600 Millionen

Euro pro Jahr. Dass Tabakwerbung offiziell im Fernsehen verboten ist, interessiert die Drogendealer kaum, denn sie brechen scheinbar jede moralische Grenze und gehen mit ihrer Manipulation direkt in die Filme. Das wirkt übrigens noch viel subtiler und verankert die Verführung zur Giftdrogensucht noch viel wirksamer in unserer Psyche als Werbung, die offiziell als solche gekennzeichnet ist.

Zahlreiche Stars in Actionfilmen bekommen hohe Geldsummen dafür, dass sie in den Filmen rauchen, obwohl sie in Wirklichkeit Nichtraucher sind. Sylvester Stallone bekam z.B. im Jahr 1983 satte 500.000 $ für fünf Filme, in denen er geraucht hat (Rhinestone Cowboy, Rambo, Godfather III, 50/50 und Rocky IV).

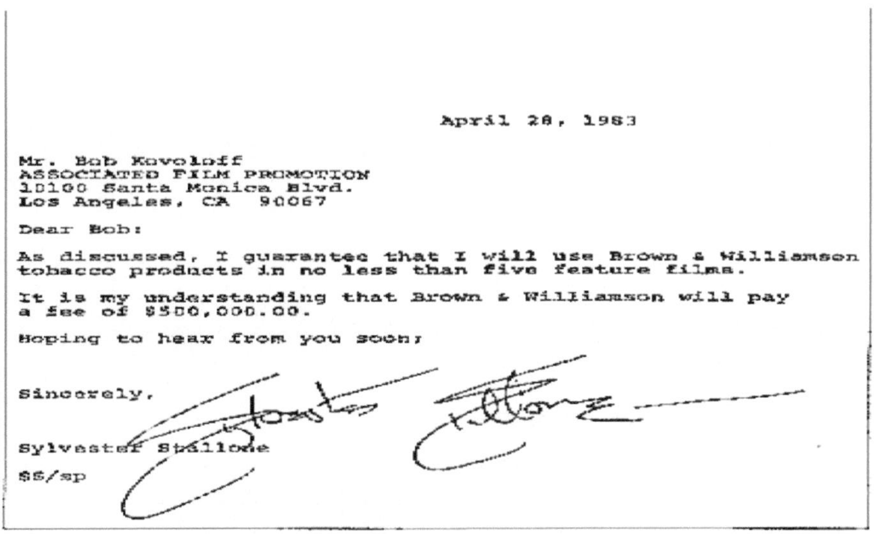

April 28, 1983

Mr. Bob Kovoloff
ASSOCIATED FILM PROMOTION
10100 Santa Monica Blvd.
Los Angeles, CA 90067

Dear Bob:

As discussed, I guarantee that I will use Brown & Williamson tobacco products in no less than five feature films.

It is my understanding that Brown & Williamson will pay a fee of $500,000.00.

Hoping to hear from you soon;

Sincerely,

Sylvester Stallone

SS/sp

Quelle: University of Carlifornia

Dass James Bond 1988 nur in einem Film geraucht hat, war Marlboro sogar 350.000 $ wert. Was denken Sie also, wird das wohl heute kosten, wenn ein beispielsweise Brad Pitt sich scheinbar genüsslich nach einer erotischen Sexszene einen Giftstängel anzündet und dabei sexy-freundlich in die Kamera grinst?

Dieses Bild, das dabei beim Zuschauer entsteht, lässt den impotent machenden und in Wirklichkeit abturnenden Giftkonsum für ihn sexy erscheinen.

Und auch wenn die Wahrheit ganz, ganz anders aussieht, ist dieses suggerierte Bild tausend Mal stärker als die äußere Wirklichkeit und jeder noch so reale Warnhinweis auf einer Zigarettenpackung, der lautet: „Rauchen macht impotent!"

Bilder wirken viel stärker auf uns als Worte.

Daher hat ja auch die Tabaklobby unsere deutschen Politiker dazu gebracht, dass die abschreckenden Raucherbilder viele Jahre lang nicht auf deutsche Zigarettenpackungen gedruckt wurden, obwohl sie fast alle anderen Länder der EU schon lange hatten. Ob dafür wohl 14 Milliarden Tabaksteuer verantwortlich sind?

Oder kann es sein, dass da unter der Hand noch mehr Geld von der Tabakindustrie an unsere doch so unbestechlichen Politiker fließt, als wir bisher angenommen haben? Wie kann es sein, dass hochrangige Politiker plötzlich nach ihrer Amtszeit als Tabaklobbyisten arbeiten und andere Politiker manipulieren? Ist all das wirklich noch normal und „zum Wohl der Menschen"?

Ich bezweifle, ob das, was uns teilweise als normal vorgegaukelt wird, auch wirklich gut für uns ist. Und diese Zweifel sind gut für mich, denn sie schützen mich davor unkritisch Dinge anzunehmen, die mich krank machen können. Todkrank.

Wie mächtig die Tabaklobby gerade in Deutschland ist, wird klar, wenn wir uns vergegenwärtigen, dass es Zigarettenautomaten nur hierzulande gibt. Auch, dass Plakatwerbung für ein tödliches Drogengift gezielt auf dem Schulweg der Kinder und das Aufstellen von Drogenautomaten rings um eine Schule noch erlaubt ist, finde ich an Verantwortungslosigkeit kaum zu überbieten.

So viel aber nur kurz hierzu. Bilden Sie sich am besten hierüber Ihre eigene Meinung.

Dass man sich als Werbeträger der Tabakindustrie jedoch auch ein Eigentor schießen kann, zeigt z.B. Nicole Kidman. Sie ließ sich zwar dafür kaufen, dass sie sich die süchtig machenden Krebsstängel vor der Kamera angezündete, schaffte es danach aber nicht mehr, davon loszukommen. Sie wurde also genau wie so viele andere, die durch diese Massenmanipulation glaubten, der Drogenmist wäre harmlos, sehr schnell selbst danach süchtig.

Entschuldigen Sie bitte an der Stelle nochmals meine abwertenden Bezeichnungen von Zigaretten als „Drogenmist“, des Rauchens als „Giftseuche“ usw. Ich wähle diese Begriffe wie gesagt absichtlich, da wir Dinge, die wir abwerten viel leichter loslassen können. ;-)

Auch ein Tipp, der schon manchem zum „Klick“ verholfen hat.

Doch so ausgeklügelt diese gigantische Manipulation der Tabakindustrie auch sein mag, sie ist nicht stark genug, um die Wahrheit in uns ganz zu verdrängen. Keine Manipulation kann diese endgültig!

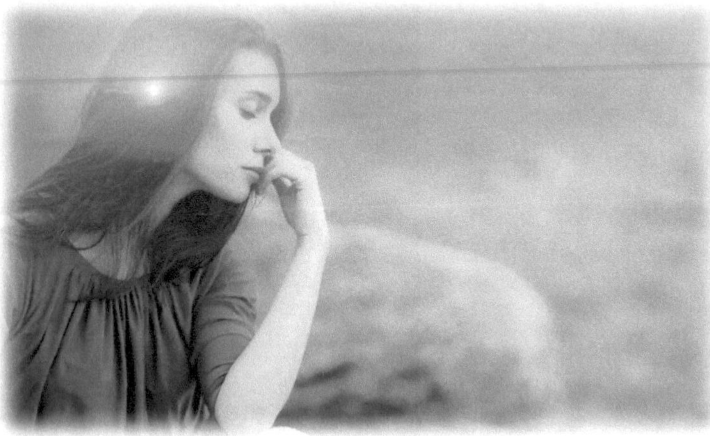

Die eigene Wahrheit wieder erkennen

Wir haben immer noch diese gute innere Stimme, die uns rät, was für uns tatsächlich am besten ist. Wir wurden mit ihr geboren und sie bleibt ein Leben lang unser treuer Begleiter. Wir müssen nur wieder lernen, mehr auf sie zu hören. Rein praktisch gesehen, könnten Sie sogar dieses Buch an dieser Stelle nun weglegen und für immer mit dem Rauchen aufhören, wenn Sie nur diesen Tipp allein beherzigen.

Es lohnt sich auf die gute innere Stimme zu hören, denn sie weiß stets mehr als unser oftmals manipulierter Verstand!

Rein praktisch gesehen, könnten Sie sogar dieses Buch an dieser Stelle nun weglegen und für immer mit dem Rauchen aufhören, wenn Sie nur diesen Tipp allein beherzigen. Hören Sie bitte wieder mehr auf Ihre innere Stimme. Sie kann Ihnen den Weg zeigen, wo auch immer Sie Probleme haben.

Natürlich ist es sinnvoll, das Buch weiterzulesen, um auch Ihr Denken über das Rauchen so zu verändern, dass das Aufhören leichter wird.

Dennoch kann Ihnen aber Ihre innere Stimme nochmals von einer ganz anderen Ebene aus helfen, Nichtraucher zu werden. Sollte Sie Ihnen beispielsweise raten, jetzt schon die letzten Giftstängel wegzuschmeißen, dann sollten Sie dies tun.

Es lohnt sich immer, auf seine wahre innere Stimme zu hören.

Besser, als Ihre gute innere Stimme Sie kennt und Ihnen helfen kann, kann es niemand.

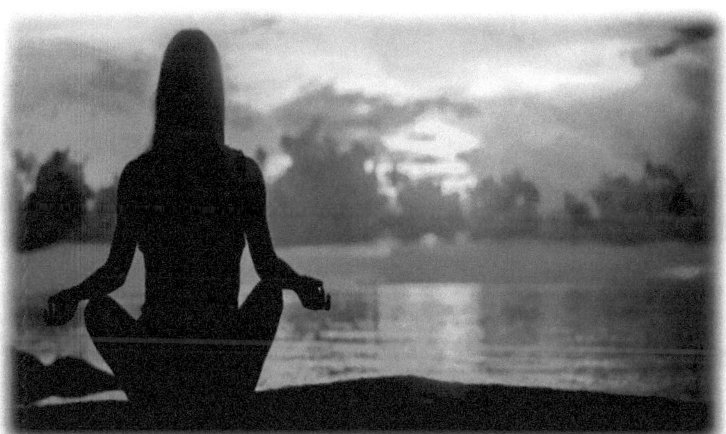

Schön, dass Sie weiterlesen, denn vielleicht kann ich Sie innerlich noch etwas mehr zu dem zurückführen, der Sie tief in sich wirklich sind:

Sie selbst - ein freier Nichtraucher, dem es auch ohne Zigaretten an nichts fehlt!

Ja, Sie waren im Grunde schon immer ein freier Nichtraucher und brauchten auch nie Zigaretten, bis Sie anfingen zu glauben, dass Sie ein Raucher wären und den Mist bräuchten. Dass Sie sich dann teilweise mit Zigaretten besser fühlten, war nur das Ergebnis Ihres inneren Bildes, das sie verinnerlicht hatten. Unsere Psyche ist ständig bestrebt, unsere Vorstellungen als subjektive Realität für uns erlebbar zu machen. Daher glauben Sie bitte an Vorstellungen, die Ihnen Unabhängigkeit und Freiheit bringen. Machen Sie sich nur noch solche Vorstellungen! ☺

Fassen wir zusammen:

Bis wir glaubten, Zigaretten zu brauchen und Raucher zu sein, wurden wir systematisch manipuliert. Wir sollten glauben, dass der Giftkonsum toll sei und uns stark, mächtig, attraktiv und interessant machen würde. Dabei hatten wir aber auf der anderen Seite auch stets diese natürliche, echte und gute innere Stimme, die uns immer schon riet, was wirklich gut für uns ist.

Dadurch folgte dieser ständige innere Konflikt, dem wir als Raucher permanent ausgesetzt waren. Auch brauchten wir sämtliche Ausreden und Rechtfertigungen, um die tödliche Sucht vor uns und anderen zu rechtfertigen.

Wir haben immer wieder bestimmte Raucherweisheiten von uns gegeben, bis wir irgendwann selbst fest an sie glaubten, was die psychische Abhängigkeit noch mehr verstärkte.

Machen wir deshalb bitte auch damit für immer Schluss!

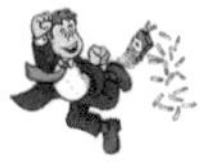

Das Ende des inneren Konflikts

Um diesen inneren Konflikt endgültig zu beenden, sollten wir nun das angstgeplagte Teufelchen auf der einen Schulter etwas genauer betrachten: Warum hat es denn so viel Angst? Doch nicht etwa, aus Angst vor der Wahrheit oder der Veränderung?!

Oft sagt man, dass bei einem Streit der „Klügere“ nachgeben soll, aber bei diesem inneren Konflikt hat unsere gute innere Stimme leider schon viel zu lange nachgegeben. Daher wollen wir uns sinnvollerweise einmal diese „andere Stimme“ etwas näher anschauen. Indem wir die manipulativen Lügen der Tabakindustrie durchschauen, haben sie keine Macht mehr über uns und wir können wieder selbstbestimmter leben. Klar im Kopf und frei!

Ein Ziel dieses Buches ist es daher auch, die zahlreichen Täuschungen über die Sucht des Rauchens objektiv zu durchleuchten. Dadurch werden Sie schnell selbst erkennen können, um was es sich beim Rauchen wirklich handelt, und selbst entscheiden können, ob Sie es weiter tun werden.

Dies ist dann zum Schluss das Einzige, was ich nicht für Sie tun kann: Eine klare Entscheidung zu treffen und diese Entscheidung in die Tat umzusetzen. Ich kann und werde Ihnen jedoch mit zahlreichen Tipps und wichtigen Erkenntnissen die Umsetzung dieser Entscheidung sehr vereinfachen. Dadurch können Sie es diesmal tatsächlich schaffen. Nachdem sich Ihr Denken über die Drogensucht des Rauchens und die Hinterhältigkeit der Dealer verändert hat, werden Sie mit aller Willenskraft dagegen ankämpfen, noch einen Tag länger Sklave dieser Todessucht zu sein.

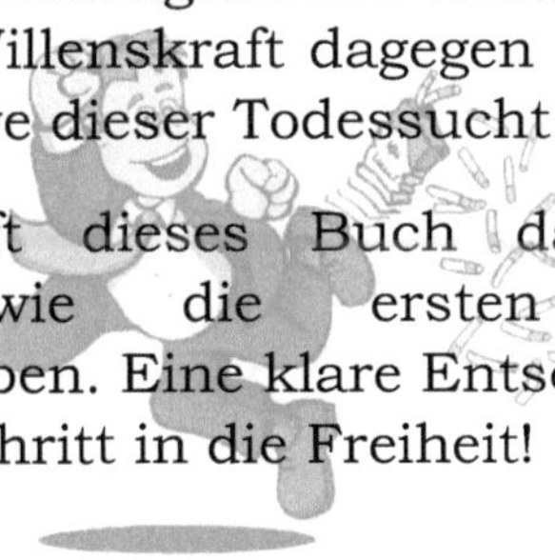

Den meisten Lesern hilft dieses Buch dabei schon entscheidend weiter, wie die ersten Auflagen erfreulicherweise gezeigt haben. Eine klare Entscheidung ist und bleibt der wichtigste Schritt in die Freiheit!

Lediglich in einigen wenigen Fällen, in denen die Sucht nach der Droge oder die Abhängigkeit in der Psyche so tief verankert sind, dass eine feste Entscheidung allein nicht ausreicht, braucht es eine weiterführende professionelle Hilfe in Form einer ganzheitlich aufgebauten Raucherentwöhnung. Diese kann dann notfalls alle noch bestehenden Reste der Sucht auflösen und löschen, damit es auch bei den wirklich schwersten Fällen der Sucht klappt. Die meisten Leserinnen und Leser haben es aber bisher ohne meine weitere Hilfe geschafft und da meine Raucherentwöhnungen ohnehin meist schon Wochen vorher ausgebucht sind, sollte dies auch unser klares Ziel sein.

Dennoch nimmt es vielen einen übermäßigen Druck, wenn Sie wissen, dass es notfalls noch eine tiefergehende Hilfe gibt, die auch noch von der Krankenkasse geprüft und anerkannt ist, durch die sie es in jedem Fall schaffen werden. Nun gehen wir aber an der Stelle keinen Schritt zurück, sondern Sie gehen bitte mit diesem Gefühl von Sicherheit hinter Ihnen erst recht weiter nach vorne! Diese Gedanken sollen Sie wie gesagt nicht in Ihrer Motivation bremsen, sondern können Ihnen eine zusätzliche Gewissheit geben, dass die Freiheit in greifbarer Nähe vor Ihnen liegt und Sie es auf jeden Fall schaffen werden.

Gemeinsam können und werden wir die Fesseln
der Sucht Stück für Stück zerreißen!

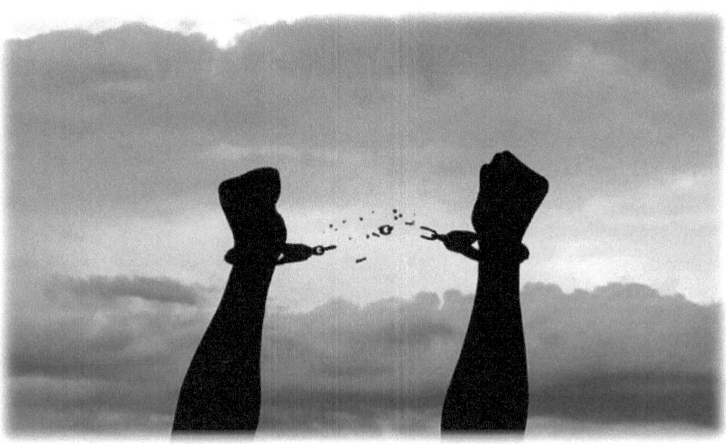

Farbenfrohe Nichtraucherwelt versus teergraue Welt des Raucherdaseins

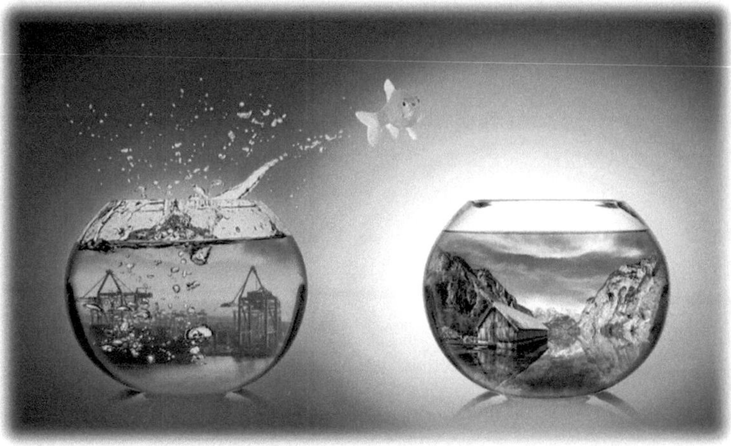

Fassen wir das Ganze nun noch einmal kurz zusammen und vergleichen dabei auch die farbenfroh und blumig duftende Welt der Nichtraucher mit der teergrau-stinkenden und einengenden Welt des Raucherdaseins:

Im Grunde leben Nichtraucher genauso, wie auch Sie einmal früher gelebt haben. Der einzige Unterschied ist, dass sie zwar auch älter wurden, jedoch, weil sie nicht ständig dieses Gift in sich reingezogen haben, dabei weniger gealtert sind als ein Raucher. Nichtraucher können Pause machen, abschalten, entspannen, ihren Kaffee genießen, Probleme bewältigen, auf Partys gehen, sich nach dem Essen wohlfühlen und das Ganze, ohne dabei rauchen zu müssen. Ihnen geht es gut, denn sie sind frei.

Betrachten wir dagegen die teergraue Welt des Raucherdaseins, stellen wir fest, dass es uns als Raucher nicht so gut geht, weil wir ständig auf diese fiesen, kleinen Krebsstängel angewiesen sind. Trotzdem befürchten wir als Raucher oft, dass uns als Nichtraucher etwas fehlen könnte, was natürlich nicht stimmt, da uns früher, als wir noch nicht geraucht hatten, ja auch nichts fehlte. Was diese Angst jedoch bewirkt ist, sie verhindert, dass es uns wieder genauso gut geht wie früher, als wir noch Nichtraucher waren.

Weil das ständige Qualmen für uns als Raucher jedoch mit der Zeit zu einem festen Bestandteil in unserer teergrauen Raucherwelt wurde, vergessen wir manchmal, wie gut es uns doch damals als Nichtraucher noch ging. Klar, wir gewöhnen uns an so vieles, ohne dabei ständig zu überlegen, ob es uns nicht früher im Grunde noch besser ging. „Jetzt rauchen wir eben", dachten wir und hielten das dann irgendwann auch für völlig normal. Als Raucher hielten wir das Rauchen für normal, obwohl wir es, bevor wir damit angefangen hatten, niemals brauchten und wenn wir einmal eine Weile nicht mehr geraucht haben, es auch nicht mehr brauchen werden.

Doch ist die Qualmerei wirklich so normal, wie man als Raucher oft meint?

Natürlich nicht! Aber um zu erkennen, warum das Rauchen nicht so normal ist, wie wir als Raucher bisher meinten, stellen wir uns einmal vor, Sie wären ein Tabakproduzent und würden eine Giftpflanze züchten. Wenn diese groß genug ist, würden Sie sie pflücken, ihre Blätter trocknen und diese zerkleinern. Damit die Giftpflanze nicht von Schädlingen befallen wird, die von ihr abhängig werden und daran sterben würden, besprühen Sie sie mit hochgradig gesundheitsschädlichen Insektiziden.

Ein paar Politikern, die das höchst bedenklich finden, weil bei der Verbrennung der getrockneten Blätter vielerlei krebserzeugende und sogar radioaktive Gase entstehen, geben Sie dann über Parteispenden genug Geld, damit diese nichts weiter gegen Ihr Vorhaben unternehmen. Sie hätten zwar auch ein Mittel, das tatsächlich Radioaktivität (!) bei der späteren Verbrennung der Blätter verursacht, anwenden können, aber sie tun es nicht. Sie hätten sogar schon ein Patent darauf gehabt, aber Sie verwenden weiter das radioaktive Gift, weil es billiger für Sie wäre. Außerdem würde es Sie nicht interessieren, dass man dadurch mit hoher Wahrscheinlichkeit am Konsum Ihres Produktes vorzeitig stirbt und an Ihrem Produkt letztlich jährlich weltweit etwa 8 Millionen Menschen sterben.

P.S. Meines Erachtens gehören diese Tabakmanager, die das tatsächlich getan haben, wegen vorsätzlichen Mordes lebenslang ins Gefängnis oder dazu verdonnert, ihre eigenen Produkte zu rauchen!

Soweit meine Meinung, nun aber weiter:

Dann würden Sie die zerkleinerten und mit viel Chemie gezüchteten Blätter der Giftpflanze mit etwa 600 chemischen Zusatzstoffen versetzen, von welchen nachgewiesen 90 hochgradig krebserregend sind. Weitere dieser Zusatzstoffe können ebenfalls stark der Gesundheit der armen Konsumenten Ihres Produktes schaden, aber auch das interessierte Sie nicht, denn Sie erzählen den Kunden später einfach, Ihr Produkt sei ein Naturprodukt, das damals schon die Indianer hin und wieder konsumiert hätten.

Dass es denen dadurch aber auch nicht besonders gut ging, mancher Indianer sogar abhängig von dem Zeug war und dass sich in der Friedenspfeife auch kein zusätzlicher Chemiedreck befand, den sich die Indianer einverleibt haben, werden Sie den Konsumenten aber nicht erzählen. So und mit viel Reklame bringen Sie die Konsumenten bezüglich Ihres Produkts in eine Schöne-heile-Welt-Vorstellung, sodass das Unterbewusstsein Ihrer Konsumenten sich zum Produkt hingezogen fühlt, während Sie den Körper des Konsumenten davon abhängig machen. — *Grausam, aber profitabel!*

Sie denken sich, wen interessiert schon, was fast keiner weiß, denn schließlich müssen Sie dank Milliarden

Tabaksteuern den ganzen Chemiedreck nicht einmal auf der Verpackung angeben. Sie fügen diese Zusatzstoffe also Ihrem Produkt hinzu, denn dadurch wird das ursprüngliche Gift der Pflanze (Nikotin) noch süchtig machender. Schließlich können Sie Ihren Umsatz steigern, indem Sie die Konsumenten von Ihrem Giftprodukt möglichst stark abhängig machen.

Nach der Beigabe suchtsteigernder Zusatzstoffe würden Sie dann die getrockneten Giftpflanzenblätter mit etwas Papier umhüllen und mit einem nicht gerade sehr gesunden Kleber zusammenkleben.

Bis hierher entspricht diese kleine Geschichte übrigens genau dem, was die Tabakindustrie tatsächlich getan hat! Setzen wir die Geschichte fort, jetzt jedoch mit einem kleinen Fehler, der aber auch gleich wieder richtiggestellt wird:

Wenn Sie damit fertig wären, würden Sie sich dann das zusammengerollte Giftgemisch in den Mund stecken und das andere Ende dieses fertigen Sargnagels anzünden. Sie zögen dabei kräftig am brennenden Krebsstängel, sodass das durch die Verbrennung freigesetzte Gift tief in Ihre Lunge gezogen würde. Dort würde dieser Giftrauch dann von Ihren zarten Lungenbläschen aufgenommen, die dabei enorm geschädigt werden und sich zunächst über das Abhusten des Giftrauchs zur Wehr setzen müssten.

Doch Sie hätten keine Gnade mit Ihrem Körper und würden diesen selbstzerstörerischen Akt dann so lange wiederholen, bis das ganze Giftröhrchen abgebrannt wäre und Sie nahezu den ganzen Ruß der Giftpflanze inhaliert hätten. Dabei müssten Sie beim ersten Mal noch kräftig husten. Vielleicht wäre Ihnen auch erst einmal schlecht oder schwindelig davon geworden, aber nach ein paar Mal wäre das für Sie nicht mehr so schlimm. Schließlich würden Sie der Werbung folgend anderen gegenüber sogar behaupten, es wäre ein Genuss, während Ihre Kleider und Sie aus dem Mund nach einem ekelhaften Verbrennungsgestank stinken.

Frage an Ihren klaren Menschenverstand:

Ist das noch normal? - Würden Sie das tun?

Den ersten Teil der Geschichte würden Sie sicher nicht tun, denn Sie sind ja kein skrupelloser Tabakproduzent. Sie würden sicher nicht so ein giftiges Produkt herstellen und es dann auch noch selbst rauchen. Nicht wahr?

Und hier kommt auch schon die Richtigstellung des angekündigten Fehlers der Geschichte: Genau das tun die Manager der Tabakindustrie auch nicht. Sie stellen dieses giftige Produkt zwar tatsächlich her und verkaufen es, aber “rauchen den Sch... doch nicht selbst”. - Oder wie einst ein Mitarbeiter von R.J.Reynolds auf die Frage des ehemaligen Winston-Models Dave Görlitz, warum denn die Vorstandsvorsitzenden des Tabakkonzerns selbst nicht rauchten, antwortete:

„We just sell the shit, we don't smoke it...”
Das heißt also, ***“Wir rauchen den Scheiß nicht, wir verkaufen ihn nur”***.[a]

Und hier sehen wir wieder die Lösung der ganzen Widersprüche bezüglich des Rauchens. **Diejenigen, die es herstellen, wissen, was drin ist, und rauchen es nicht. Diejenigen, die es hingegen rauchen, wissen nicht, was drin ist!** Sie lassen sich, anstatt auf ihren Körper und ihre innere Stimme zu hören, von der Tabakindustrie manipulieren und für dumm verkaufen.

Das vorgenannte Zitat geht übrigens so weiter:

---

[a] Zitat aus „Schwarzbuch Zigarette“ von Renate Burger und Keyvan Davani, Ueberreuter Verlag (2006)

„We reserve that right to smoke for the young, the poor, the black and the stupid."
Übersetzt: ***„Dieses Recht behalten wir den Jungen, den Armen, den Schwarzen und den Dummen vor."***

Das sagen die Verantwortlichen der Tabakindustrie über Sie als Raucher! Ich halte Sie hingegen nicht für dumm, sondern für einen intelligenten, erwachsenen Menschen, der so etwas nicht länger mit sich machen lässt!

Schauen wir uns nun weiter an, was die Tabakindustrie bisher noch so getrieben hat. Dabei sollten wir uns immer darüber bewusst sein, dass es sich hierbei um keine wilde Phantasieerzählung aus irgendeinem Schauermärchen mit letztlich doch Happy End handelt, sondern um die schmutzige Wahrheit der Tabakindustrie, deren Ende für viele Raucher ein qualvoller Tod ist:

Die Tabakindustrie hat Ihnen tatsächlich genau dieses beschriebene Giftzeug jahrzehntelang als „Genussmittel" verkauft, obwohl sie wusste, dass es vielfach krank machend ist und darüber hinaus auch noch den Konsumenten abhängig macht. **Gleichzeitig kaufte die Tabakindustrie viele Aktien von Krebskliniken, um so an der Behandlung der Krankheiten, die sie zu verantworten hat, gleich nochmals mitzuverdienen!** Das übersteigt an Dreistigkeit alles, was der ganz „normale Raucher" je erahnt hätte.

Während man 1994 hochoffiziell schwor, dass Nikotin nicht abhängig machen würde, hatte man sich schon viele Jahre vorher mit anderen Tabakfirmen zusammengeschlossen und versuchte, die süchtig machende Wirkung des Nikotins noch weiter zu steigern. In Untersuchungen, durch die Zigaretten noch süchtiger gemacht wurden, fand man vielerlei, letztlich zum Tod führende Folgewirkungen des Rauchens heraus. Da die Tabakindustrie den Forschungen der WHO jedoch um Jahre voraus war, hatte sie dadurch auch leichtes Spiel, die schädlichen Wirkungen des Rauchens in der Öffentlichkeit noch viele Jahre zu vertuschen. Man verfälschte Wissenschaft und tat alles, um die tödlichen Wirkungen des Giftprodukts Zigarette herunterzuspielen. Dies wurde so betrieben, um die Raucher in einer schöne-heile-Welt-Vorstellung zu behalten, bis es irgendwann nicht mehr wegzuleugnen war. Doch diese Zeit hatte die Tabakindustrie für neue Märkte genutzt. **Während sie intern in ihren eigenen Büros das Rauchen strikt wegen der Gesundheitsgefährdung für die eigenen Mitarbeiter untersagte,** verleugnete sie zur gleichen Zeit offiziell, dass Passivrauchen überhaupt in irgendeiner Weise schädlich sei.

All dies ist die nackte Wahrheit und tatsächlich so geschehen, während man Ihnen immer noch vorgekaukelt hatte, dass das Rauchen ein „ganz normaler Konsum“ eines normalen Genussmittels sei, und jeder, der etwas dagegen hätte, ein Moralapostel oder Spießer wäre. Genau das wollte man nämlich, dass Sie glauben.

Beurteilen Sie nun jedoch bitte selbst, ob das Rauchen der Normalzustand des Menschen ist oder das Nichtrauchen. Und dann treffen Sie bitte für sich innerlich eine Entscheidung.

Probleme kann man niemals mit derselben Denkweise lösen, durch die sie entstanden sind.

(Albert Einstein)

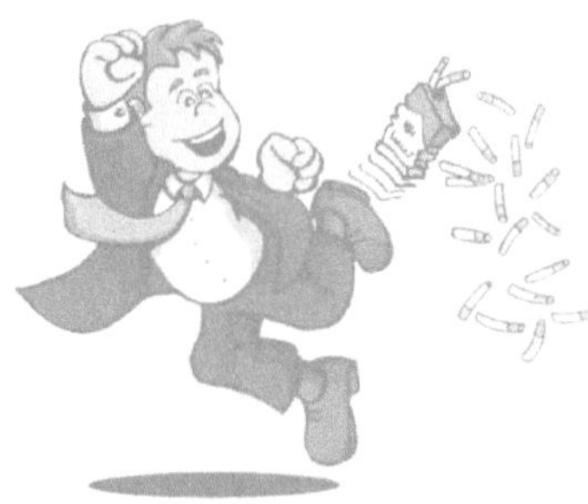

Anmerkung zur nun folgenden Mentalübung:

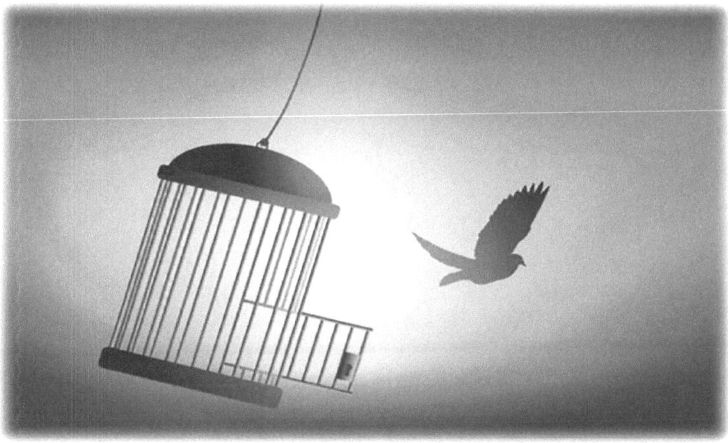

Es gibt ein geistiges Gesetz, das besagt:

„Ihre inneren Bilder, die Sie von sich und der Welt haben, bestimmen Ihr Leben. Sie aber bestimmen über Ihre inneren Bilder und können durch sie auch selbst über Ihr Leben bestimmen."

Sehen Sie daher diese kleine Mentalübung bitte nicht als irgendeinen Psycho-Hokuspokus, sondern als effektive Möglichkeit, wirklich selbstbestimmt zu leben.

Sehen Sie sie als Möglichkeit, sich der Manipulation der Tabakindustrie endlich innerlich zur Wehr setzen zu können.

Mentalübung

1. Es ist sinnvoll, sich immer wieder mal an die gute alte Nichtraucherzeit zurückzuerinnern. Die Zeit, als Sie noch frei und unabhängig von dem kalten Rauch in Ihren Klamotten und frei von ständig schlechtem Gewissen waren. Erinnern Sie sich bitte an die Zeit, als Sie noch Nichtraucher/in waren und es Ihnen gut ging. Bitte tun Sie dies jetzt einmal **gefühlsmäßig ganz intensiv**.

2. Dann schauen Sie sich bitte nochmals im Kapitel 1 die Vorteile eines Nichtraucherlebens an und stellen sich dabei vor, dass all diese positiven Veränderungen nun auch bei Ihnen stattfinden werden.

3. Stellen Sie sich auch alle künftigen Situationen als Nichtraucher sehr schön vor. Spüren Sie dabei das Empfinden von Unabhängigkeit, das Sie damals, als Sie noch frei waren, in den gleichen Situationen hatten.

4. Falls Sie sich nicht mehr so gut daran erinnern können, stellen Sie sich einfach vor, wie schön es wieder sein könnte, schon bald wieder frei von der unfreiwilligen Abhängigkeit zu sein. Träumen Sie davon, nie wieder Zwangspausen zu brauchen und stattdessen nun künftig Ihren Tag selbst so bestimmen zu können, wie Sie möchten.

5. Verbinden Sie nun diese Vorstellung bitte mit einer möglichst festen Zuversicht und stellen sich ganz konkret vor, wie es Ihnen als Nichtraucher so richtig gut gehen wird.

Durch die Kraft Ihrer positiven Vorstellung werden Sie diese Freiheit dann auch bald schon in der Realität wieder erleben dürfen.

Auch wenn Ihnen das vielleicht einfach vorkommen mag, nutzen Sie, indem Sie Ihre Vorstellungskraft positiv einsetzen, bereits enorme Kräfte Ihres Unterbewusstseins, die weitaus wirksamer sind, als es Ihr Verstand allein ist.

Daher stellen Sie sich dies nun ***immer wieder ganz intensiv*** *vor und fühlen Sie dabei möglichst intensiv, wie schön es sein wird, schon bald wieder genauso wenig diese Krebsstängel nötig zu haben, wie es früher einmal der Fall war.*

Wichtig bei dieser Mentalübung ist es, zu beachten, dass es dabei wie gesagt nicht um den Verstand geht, sondern allein um die Veränderung Ihres inneren Erlebens.

Versuchen Sie daher möglichst kritiklos sich selbst und der Übung gegenüber, diese immer wieder durchzuführen. Je öfter Sie das tun, umso mehr werden Sie das Gefühl haben, dass auch Sie Nichtraucher/in sein können und es Ihnen ohne die überflüssigen Giftkippen tatsächlich besser geht.

Ich wünsche Ihnen viel Spaß und Erfolg mit dieser kleinen Übung!

Da unser Gehirn vor allem durch Wiederholung lernt, lohnt es sich, diese Übung in den nächsten Tagen mehrfach zu wiederholen. ;-)

Kapitel 5
ECHT ZUM ABGEWÖHNEN: „INHALTSSTOFFE VON ZIGARETTEN“

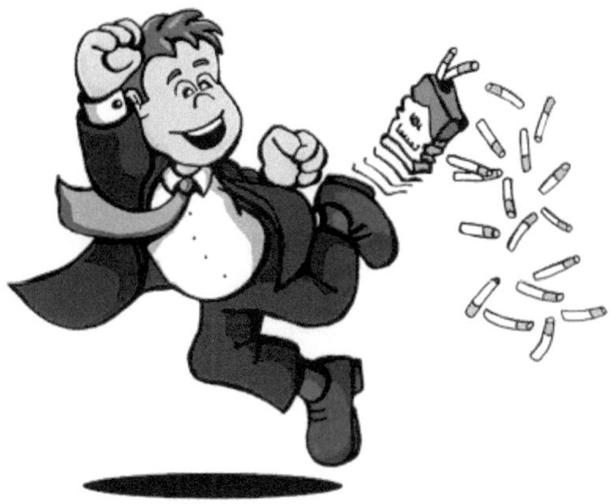

„Diejenigen, die rauchen, wissen meist nicht, was sie rauchen. Diejenigen, die wissen, was drin ist, rauchen nicht!“

Da Sie Nichtraucher/in werden möchten, sollten wir dieses Zitat eines Mitarbeiter einer bekannten Tabakfirma zum Anlass nehmen, uns doch einmal anzuschauen, was Drogendealer, deren Produkte Millionen Menschen jährlich umbringen, politisch geduldet an Inhaltsstoffen verschweigen dürfen. Schauen wir doch einmal, was ganz konkret alles in den Zigaretten drin ist, die wir uns als Raucher bisher noch tagtäglich oft völlig unkritisch angetan hatten.

Normalerweise muss ja bei allem, was wir kaufen auf der Verpackung abgedruckt sein, welche Zutaten dafür verwendet werden. Daher schauen wir doch einmal, was für

Inhaltsstoffe in Zigaretten und dem tödlichen Giftrauch enthalten sind. Früher standen drei Dinge, die auf Ihrer Schachtel: Nikotin, Kohlenmonoxid und Teer (oder auch „Kondensat“ genannt). Mehr nicht!

Heute steht da übrigens an Zutaten NICHTS MEHR!

Das ist das, was die Hersteller eines bei bestimmungsgemäßer Anwendung zum Tode führenden Produkts auf einer Verpackung angeben müssen. Wie gesagt eines nachgewiesen krebserregenden Giftproduktes.

Ein bisschen wenig finde ich, denn wir werden uns gleich noch anschauen, was da tatsächlich alles drin ist.

Bevor wir dies tun und uns auch einmal anschauen, was ein Insider dazu sagt, bitte ich Sie einmal, eine Packung Kekse (soweit vorhanden) zur Hand zu nehmen. Dort schauen Sie bitte nach, was die Hersteller von Keksen alles an Inhaltsstoffen auf der Verpackung angeben müssen.

-> ***Fällt Ihnen etwas auf?***

Vielleicht werden Sie dabei feststellen, dass man bei den harmlosen Keksen heutzutage wirklich alles Mögliche angegeben ist. Teilweise stehen da Dinge, wie „kann Spuren von Haselnüssen“ enthalten.

Und bei Zigaretten?
-> NICHTS!!
Und das bei über 250 hochgiftigen Substanzen!

Warum müssen die Zigarettenhersteller nicht auf die Packung schreiben, dass tatsächlich mindestens 90 als krebserzeugend nachgewiesene Stoffe enthalten sind, und diese alle auflisten?

Ja, Sie haben richtig gelesen: 90 nachgewiesene krebserzeugende Inhaltsstoffe!!!

Warum müssen die nicht angeben, dass MEHR ALS 600 ZUSATZSTOFFE dem Tabak beigemischt wurden, von denen zahlreiche hochgradig gesundheitsgefährdend sind, wenn die Gesetze unserer Politiker doch eigentlich die Konsumenten schützen sollen? Die Tabakindustrie scheint sich hier ein Recht in der Gesetzgebung erkauft zu haben, das wohl nur mit viel Geld möglich ist?!

INSIDER-Wissen

Diese Zahlen sind übrigens nicht aus der Luft gegriffen, sondern stammen genauso wie einige andere in meinen Büchern gezeigten Originaldokumente der Tabakindustrie von einem ehemals für Lucky Strike arbeitenden Lebensmittelchemiker, namens *Dr. Jeffry Wigand.*

Dieser sollte damals das Rattengift (!) Cumarine dem Tabak beimischen, um dadurch die Suchtwirkung des Nikotins weiter zu steigern. Doch an dieser Stelle reichte es dem charakterstarken Dr. Jeffry Wigand. Er lehnte sich gegen die Tabakindustrie auf, wodurch er seinen Job mit einem Jahresgehalt von über $ 300.000 plus Privatjet uvm. verlor.

Zudem wurde er noch von der Tabakindustrie aufs Übelste terrorisiert, weil diese verhindern wollte, dass die Wahrheit ans Licht kam ...

Wenn Sie sich hierzu einen guten Film ansehen möchten, empfehle ich Ihnen den Film „Insider". Er beschreibt die wahre Geschichte von Dr. Jeffry Wigand.

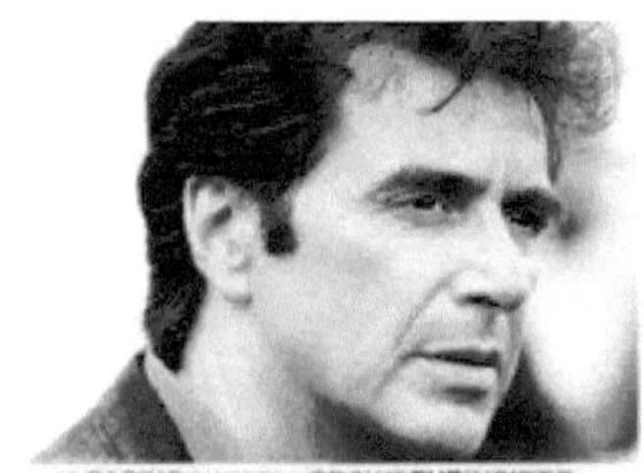

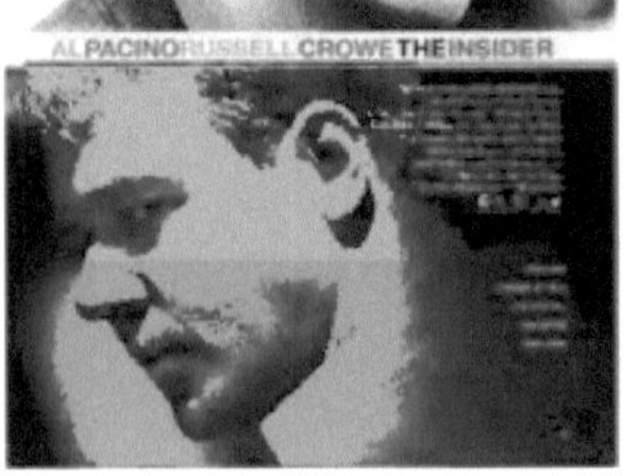

Wenn Sie sich diesen lohnenswerten Film ansehen, beachten Sie jedoch bitte, dass er lediglich einen kleinen, etwa nur 5%- Ausschnitt der ganzen üblen Wahrheit über die Zigarettenindustrie zeigen kann.

Im Stern erschien vor einiger Zeit folgendes Interview, welches ich Ihnen hier in gekürzter Fassung ausschnittsweise zeigen möchte:

(Quelle: www.stern.de)

Ein Insider berichtet

„Zur Person:

Der 60-Jährige lebt in Mt. Pleasant, Michigan, ist geschieden und hat drei Töchter. Er studierte Biochemie und arbeitete ab 1988 als Vizepräsident für Forschung und Entwicklung beim Tabak-Multi Brown & Williamson (Lucky Strike). 1993 wurde er entlassen, nachdem er sich geweigert hatte, das Suchtpotenzial von Zigaretten durch krebserregende Stoffe zu steigern. 1995 ging Wigand an die Öffentlichkeit. Das anschließende Verfahren führte zu einem Vergleich: Die Tabakkonzerne müssen die Rekordsumme von 246 Milliarden Dollar Entschädigung zahlen.

Reporter: „Sie sind schwer zu erreichen."

***Dr. Jeffry Wigand:* „Ich bin ständig auf Achse, toure durch Schulen und warne vor den Gefahren des Rauchens. Ich berate Staatsanwälte und rede mit Politikern."**

Reporter: „In den USA ist Tabakwerbung stark reglementiert, die Industrie muss Geschädigten hohe Summen zahlen — zufrieden?"

***Dr. Jeffry Wigand:* „Das Geld holen die sich über höhere Preise wieder. Es geht um die Deklaration der Inhaltsstoffe. Jeder soll wissen, was er kauft. Wie bei Keksen. Aber die Tabakindustrie blockt. Sie ist ein Milliarden-Steuerzahler."**

Reporter: „In Deutschland führen gerade drei Tabakkonzerne die vermeintlich preiswerten 10er-Packs ein – auch "Kinderpackungen" genannt."

Dr. Jeffrey Wigand: **„Bei meinen Vorträgen zeige ich auch Dokumente der Zigarettenindustrie: ‚Kriegen wir sie jung, kriegen wir sie fürs Leben, heißt es darin. Je früher ein Raucher anfängt, desto abhängiger wird er.' Darum haben sie die Kinder im Visier."**

Reporter: " Wie klären Sie die Kids auf?"

Dr. Jeffrey Wigand: **"Ich blase Zigarettenrauch durch einen Wattebausch. Mit dem reiben sie sich Nagellack von den Fingern. Das bewirkt Aceton, eine dem Tabak beigemischte suchtsteigernde Substanz. Danach wirft mindestens eins sein Zigarettenpäckchen auf den Tisch und sagt: ‚Ich höre auf ...'."**

Reporter: „Was ist in Zigaretten noch drin?"

Dr. Jeffrey Wigand: **"Zirka 600 Zusatzstoffe. Giftiges Ammoniak etwa. Es erhöht die Suchtwirkung des Nikotins, während die Nikotinwerte auf den Packungen offiziell sinken ... Andere Gifte machen den Rauch unsichtbarer, um die soziale Akzeptanz von Rauchern zu verbessern. Zucker und Schokolade süßen ihn. Das klingt harmlos. Doch beim Verbrennen entsteht krebserzeugendes Acetaldehyd...."**

Soweit das Interview mit Dr. Jeffrey Wigand. Wie Sie gesehen haben, sind in den Zigaretten viel mehr Gift, als die Tabakindustrie auf der Verpackung angeben muss.

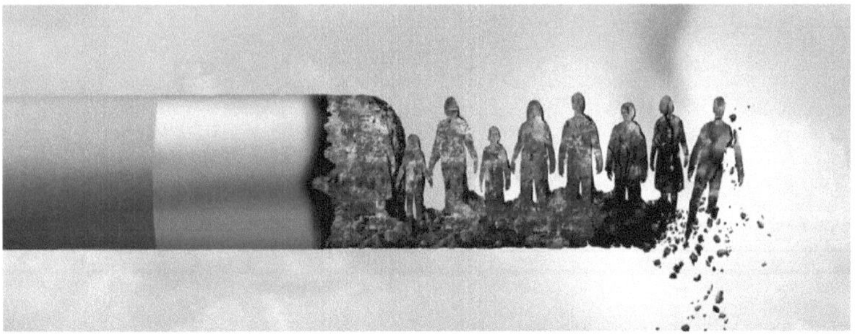

Im Folgenden sehen Sie eine Liste einiger krebserzeugender Inhaltsstoffe von Zigaretten[8]:

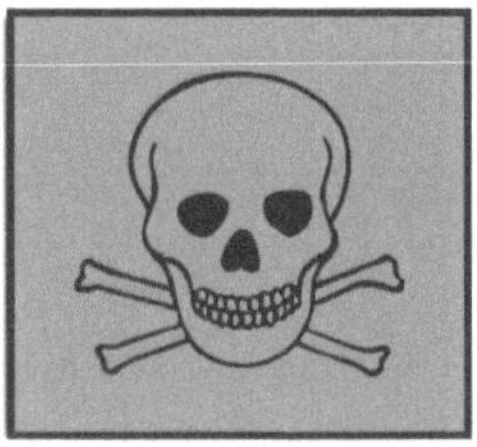

- **Acetaldehyd**
- **Aceton**
- Akrolein
- 4-Aminobiphenyl
- **Ammoniak**
- Anilin
- Arsenverbindungen
- Benzanthrazen
- **Benzol** ***(ist u.a. in Kraftstoffen enthalten!)***
- Benzofluranthren
- Benzphenanthren
- Benzpyren
- **Blausäure**
- **Blei**
- **Cadmium**
- Cadmiumchlorid
- Cadmiumverbindungen
- **Chrom**
- Chrysen

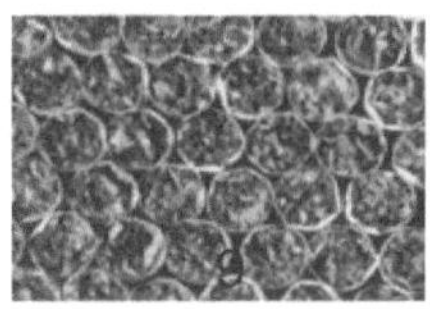

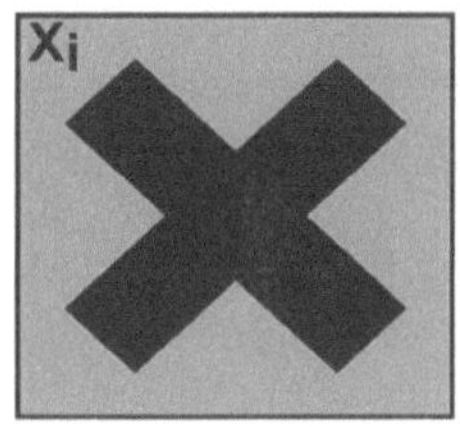

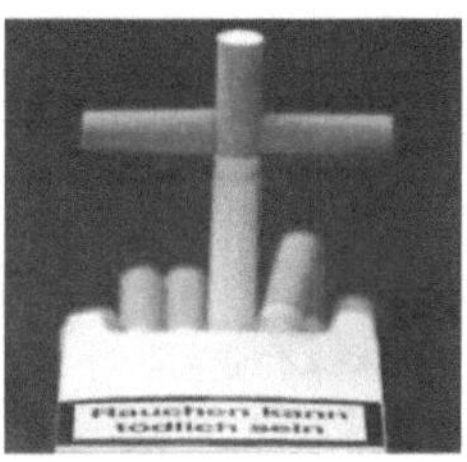

- Crotonaldehyd
- Cyanide
- Dibenzacridin
- Dibenzanthrazen
- 7H-Dibenzcarbazol
- Dibenzpyren
- 1,1-Dimethyhydrazin
- Dimethylnitrosamin
- Dioxine
- Ethylcarbamat
- **Formaldehyd**
- Fufural
- Hydrazin
- Hydrochinon
- Indenopyren
- **Kohlenmonoxid**
- Kresol
- Methylbenzopyren
- S-Methylcholanthren
- Methylchrysen
- Methylnitrosamin

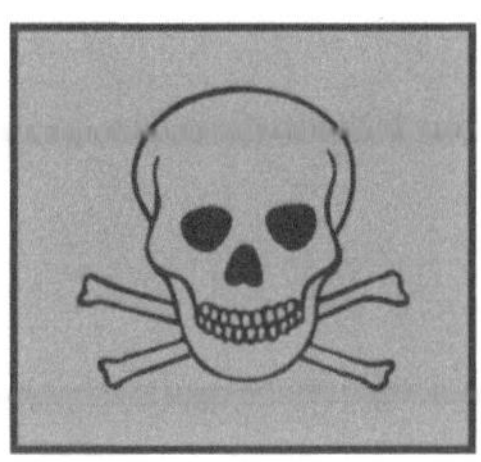

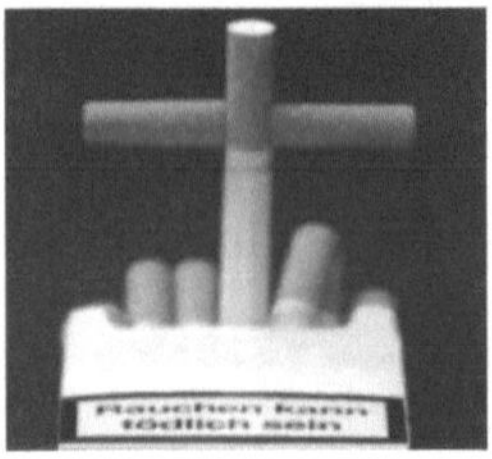

- alpha- und beta-Naphthylamide
- Nickel
- **Nikotin**
- 2-Nitropropan
- N-Nitrosamin
- N-Nitrosodimethylamin
- N-Nitrosonornikotin
- N-Nitrosopyrrolidin

[10]

- Phenol
- **Polonium 210** ***(radioaktiv!)***
- **Plutonium** ***(radioaktiv!)***
- **Polyzyklische Kohlenwasserstoffe**
- Pyridin
- **Teer**
- Thorium
- 2-Toluidin
- Toluol
- Vinylchlorid, uvm.

Quelle: American Cancer Society

... P.S. Da hat man doch Lust drauf, oder?

Was ist eigentlich ...?

Viele Namen dieser bekannt gewordenen krebserregenden Stoffe werden Ihnen wohl nicht sehr viel sagen. Daher schauen wir uns jetzt einmal nur die wichtigsten dieser Inhaltsstoffe etwas näher an: **Was ist eigentlich ...**

Acetaldehyd? —- Wie aus dem Interview mit Dr. Jeffrey Wigand bekannt, wird Zigaretten Zucker zugesetzt, um die Wirkung des Nikotins zu erhöhen und den sonst ekelhaften Geruch von Zigaretten zu überdecken. Bei der Verbrennung des Zuckers entsteht das krebserzeugende Acetaldehyd. Das fördert zudem die Sucht durch eine Nikotinaufnahme schon beim Paffen.

Es enthält bzw. bildet sich weiter **Metaldehyd, das wegen seiner Giftigkeit auch als Schneckengift (Schneckenkorn) verwendet wird** und mit dem Zigarettenrauch in die Lunge aufgenommen wird.

Akut löst Acetaldehyd Bindehautentzündungen und Entzündungen im Hals-, Nasen- oder Ohrenbereich aus. Langfristige Folgen sind u.a. Bronchitis („Raucherhusten“), Energielosigkeit, Allergien und verschiedene Leberschädigungen bis zur Leberzirrhose.

Kohlenmonoxid? — Kurz gesagt handelt es sich hierbei um das giftige Gas, welches Menschen umbringt, wenn sie in suizidaler Absicht die **Autoabgase** ins Autoinnere leiten. Es führt zur Impotenz, Herzinfarkt, Schlaganfall, Raucherbein, Leistungsabfall, COPD und vielem mehr.

Ammoniak? — Das **aus Harnstoff (Urin!) gewonnene** Ammoniak erhöht die Suchtwirkung des Nikotins, ohne dabei selbst abhängig zu machen. Es ist **hochgradig giftig** und so ätzend, dass es Haaren jede Farbe entfernen kann. Da es krebserzeugend ist, wird es als Haarbleichungsmittel allerdings kaum noch einsetzt. Dafür als Toilettenreiniger.

Formaldehyd? — Es wird u.a. in Sprengstoffen, chemischen Farbstoffen und bei der Textilveredelung _ („knitterfrei“) verwendet. Formaldehyd ist krebserregend und kann **verschiedene Allergien, Haut-, Atemwegs- oder Augenreizungen** verursachen. Es denaturiert Netzhautproteine, was zur Erblindung führen kann. Das Gift ist der Grund, warum der Zigarettenrauch so brennt, wenn man ihn ins Auge bekommt.

Blausäure? — Sie entsteht u.a. bei der Verbrennung von chemischen Kunststoffen (= „blauer Dunst”) und ist **hochgradig giftig**. Das Gift reizt ebenfalls die Augen, dazu den Rachen und die Lunge stark und führt zum vorzeitigen Tod, wenn es lange oder intensiv genug angewendet wird.

Blei? — Blei wird bei der Herstellung von Autobatterien verwendet. Das Gift kann das gesamte Nervensystem und die Blutbildung sehr stark beeinträchtigen. Im Benzin darf es nicht mehr verwendet werden, da das Einatmen von Bleidämpfen zudem äußerst krebserregend ist.

Aceton? — Dieser giftige Zusatzstoff wird ebenfalls in Sprengstoffen, jedoch wegen seiner Giftigkeit kaum noch als Lösungsmittel in Farben, Lacken und Nagellackentfernern verwendet.

Die in Zigaretten zur Suchtsteigerung eingesetzte Dosis ist krass, wie wir von Dr. Jeffry Wigand wissen: Der von Rauchern durch die Lunge gefilterte, ausgeatmete Rauch enthält noch so viel von dem Gift, dass man damit Nagellack entfernen kann!

Polonium 210 und Plutonium? — Diese beiden u.a. in Atombomben verwendete Substanzen sind hochgradig radioaktiv. Als Durchschnittsraucher nehmen Sie mit einer täglichen Giftschachtel in 30 Jahren mehr **Radioaktivität in sich auf, als wenn Sie 7500 Röntgenaufnahmen** von Ihrem Körper machen ließen!!!

Echt zum Abgewöhnen, nicht wahr?

Oft werde ich auf meiner Raucherentwöhnung von Teilnehmern gefragt:

„Was ist eigentlich Nikotin?“

Nun, **Nikotin** ist das Gift der Tabakpflanze, mit dem sie ihre Fressfeinde tötet. Es wurde lange Zeit als **Insektenvernichtungsmittel** u.a. in Großküchen gespritzt, **um dort Kakerlaken oder andere Schädlinge zu töten**.

Als Insektenvernichtungsmittel ist Nikotin jedoch inzwischen in Deutschland verboten!

Wussten Sie das? - Mehr dazu im nun folgenden Kapitel.

Kapitel 6

NIKOTIN & KÖRPERLICHE ABHÄNGIGKEIT

8

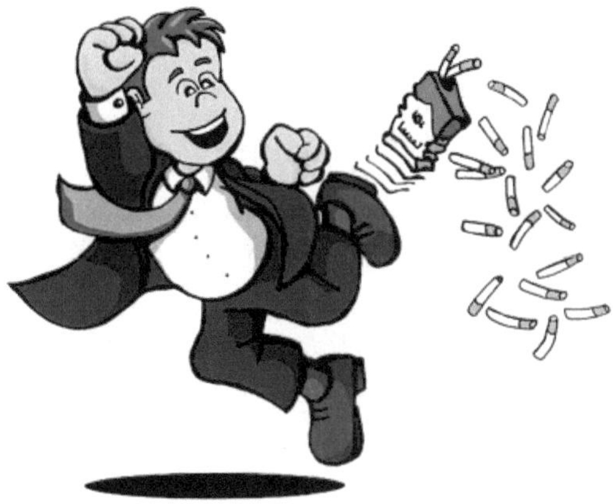

Achtung: Das Aufhören mit dem Rauchen gefährdet den Reichtum von Tabakbossen, die an Ihrer Sucht bisher viel Geld verdient haben und für den Tod von jährlich 8 Millionen Menschen verantwortlich sind!

Was die Zigarettenindustrie schon lange über Nikotin und seine Folgen weiß

Nikotin ist eine der am schnellsten süchtig machenden Drogen, die es überhaupt gibt. Wussten Sie, dass oft schon eine einzige Zigarette genügt, um einen Menschen abhängig zu machen? Und das, obwohl diese ersten Zigaretten dem Konsumenten anfangs gar nicht mal schmecken.

Wir mussten uns erst an diesen in Wahrheit ekelhaften Geschmack gewöhnen. Was uns die Tabakindustrie als „Geschmack von Freiheit und Abenteuer“ verkauft hat, war in Wirklichkeit jedoch nichts anderes als die Wirkung einer Droge, die uns als Raucher gefangen genommen und unsere Freiheit weggenommen hatte.

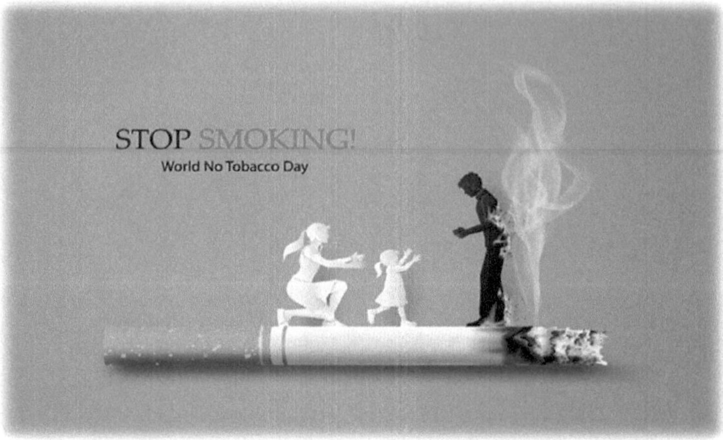

Die meisten angehenden Raucher, unterschätzen das enorme Suchtpotenzial von Nikotin enorm. Man ist meist schneller davon abhängig, als man es merkt.

Auf diese Weise bringt einen die Zigarettenindustrie sehr schnell in eine waschechte Drogensucht. Noch bevor man sich versieht, kauft man sich seine eigene Schachtel und ist schon davon abhängig, lange bevor es einem bewusst wird, geschweige denn, bevor man es sich oder anderen irgendwann eingesteht.

„Ich kann ja wieder damit aufhören, wenn ich es will ..." - Kommt Ihnen diese naive Aussage von Neurauchern nicht auch irgendwie bekannt vor?

Gelegenheitsraucher

Eine Ausnahme scheinen hierbei die Gelegenheitsraucher zu sein. Doch auch diese wenigen, scheinbar bewunderns-werten Exemplare sind letztlich nie davor sicher, irgendwann einmal „richtig abhängig" von den fiesen kleinen Krebsstängeln zu werden. Eine Verstärkung der Sucht ist übrigens gar keine allzu große Seltenheit. Schließlich werden Zigaretten Jahr für Jahr immer süchtig machender gemacht.

Auch ich selbst wiegte mich anfänglich als Gelegenheitsraucher noch in Sicherheit, bis ich eines Tages einfach mal so etwas selbstkritisch versuchte, die Giftstängel nur für einen Tag wieder abzusetzen. Plötzlich merkte ich, dass ich mich ohne Zigaretten unwohl fühlte. Das war ein Gefühl, das ich vorher gar nicht kannte. Schon nach kurzer Zeit rauchte ich wieder. Und da es ja „nur ein Versuch war" *(als Abhängiger wird man ja zu einem Meister der Verleugnung und des Selbstbetrugs, auch wenn einem die nackte Wahrheit direkt ins Gesicht zu springen scheint)*, holte ich mir wenige Stunden später auch schon die nächste Packung der Droge, die auch mich damals fest im Griff hatte.

Als ich Jahre später wieder ein freier Nichtraucher war und auch anderen Rauchern aus ihrer Sucht auszusteigen half, kamen in meine psychotherapeutische Praxis und Seminare immer wieder Menschen, die von sich jahrelang behaupteten, nur ein Gelegenheitsraucher gewesen zu sein. Doch „plötzlich" wurden sie davon abhängig und schafften es nicht mehr, davon loszukommen. Als sie bei einem täglichen Konsum von mehr als einer Schachtel angekommen waren, fanden sich diese Raucher auf Anraten ihres Arztes in meiner krankenkassenzertifizierten Raucherentwöhnung ein.

Sie konnten zwar bei mir wieder zu glücklichen Nichtrauchern werden, aber eines haben sie dabei definitiv gelernt: Die süchtig machende Wirkung dieser fiesen Droge nie wieder zu unterschätzen und künftig gänzlich die Finger von diesen giftigen Krebsstängeln zu lassen.

Interne Studien der Tabakindustrie

In einem internen **Originaldokument von Philip Morris (= Marlboro, L&M, Gauloises)** aus dem Jahr 1972 heißt es wortwörtlich:

„No one has ever become a cigarette smoker by smoking cigarettes without nicotine!"

(Quelle: University of California)

Das heißt übersetzt, dass niemand je zum Raucher wurde, indem er Zigaretten geraucht hätte, die kein Nikotin enthalten.

Das hatte die Tabakindustrie bereits 1972 in internen Studien festgehalten, **während deren Vorstandsmitglieder hochoffiziell sogar noch 1994 (sogar unter gerichtlichem Eid) das Wissen um die Existenz einer Abhängigkeit gänzlich leugneten.**

Zahlreiche weitere Fakten und Dokumente könnten dies noch mehr untermauern. Doch stattdessen sollten wir uns einmal fragen, was das denn für uns bedeutet:

Bedeutet das etwa, dass die Zigarettenindustrie schon vor 1972 mit Sicherheit wusste, dass das Nikotin der Zigaretten körperlich abhängig macht und Ihnen somit eine freiheitsberaubende Droge als Genussmittel verkauft hat?

Ja, genau das bedeutet es!

Nun habe ich eine Frage an Sie: Haben Sie vor oder nach 1972 mit dem Rauchen angefangen?

Bitte überlegen Sie kurz!

Falls Sie danach angefangen haben, dann sollten Sie sich eines einmal ernsthaft fragen:

Warum haben wir angefangen, ein Produkt zu konsumieren, von dem wir dachten, es wäre ein „Genussmittel“ - dessen Hersteller jedoch wusste, dass es in uns eine echte Drogensucht erzeugen würde?

Von dem hohen Risiko einer gesundheitlichen Schädigung oder gar Ihres vorzeitigen Todes einmal gar nicht zu sprechen, ist das, was hier passiert ist, doch eine riesige Sauerei!

Das ist Manipulation in schlimmster Form!

Auch falls Sie schon vor 1972 mit dem Rauchen angefangen haben, gilt für Sie letztlich mit ganz hoher Wahrscheinlichkeit das Gleiche. Man geht heute davon aus, dass die Tabakindustrie dies sogar schon seit 1955 gewusst haben muss. Hinweise darauf ergeben sich nicht nur aus internen Dokumenten, sondern auch, wenn man sich die Tabakwerbung der damaligen Zeit etwas genauer ansieht:

Erinnern Sie sich noch an das HB-Männchen?

Dieses war ein übertrieben dargestellter Choleriker, der ständig „in die Luft ging“. Dieses HB-Männchen beruhigte sich immer sofort wieder, wenn es eine Zigarette rauchte. Was dadurch unserem kollektiven Unterbewusstsein einsuggeriert wurde, war, dass Zigaretten angeblich sogar auf den größten Choleriker beruhigend wirken würden. Tatsächlich beruhigen sie aber nur jemanden, der bereits abhängig ist und unter entsprechenden Entzugserscheinungen leidet. Es wurde die erneute Drogenzufuhr zur Linderung der Entzugserscheinungen positiv verkauft.

Wissenschaftlich nachgewiesen wirkt nämlich Nikotin keinesfalls beruhigend, sondern anregend. Das konnte man in vielerlei Experimenten nachweisen. So hat man z.B. Versuchspersonen zu einem bestimmten Zeitpunkt, den sie selbst nicht kannten, eine kleine Dosis Nikotin in eine Vene induziert. Deutlich beobachtbar stiegen Puls und Herzfrequenz an. Die Menschen bekamen Schweiß auf der Stirn und je nach Höhe der Dosis sogar leichte bis z.T. auch sehr starke Angst- und Panikzustände. Letzteres übrigens zu Recht, denn wäre die Dosis noch etwas höher gewesen, wäre das Nikotin sogar tödlich für sie gewesen.

Apropos tödlich: Wussten Sie eigentlich, dass bereits der Nikotingehalt einer einzigen Zigarette bei einem erwachsenen Menschen tödlich wirkt, wenn dieser in seine Venen gespritzt wird? Wenn ein Säugling eine Zigarette in die Hand bekommt und sie isst, stirbt er daran innerhalb kürzester Zeit.

So giftig sind diese Krebsstängel also!

Da wir beim Rauchen jedoch eine jeweils kleinere Dosis über unsere Lungen aufnehmen, führt es zusammen mit den anderen Zigarettengiften nicht direkt zum Tod. Trotzdem erzeugt diese drogeninduzierte tägliche Vergiftung des Körpers nach und nach eine immer schlechtere Leistungsfähigkeit, Gesundheit, Vitalität, Potenz, Fruchtbarkeit und Gedächtnisfunktion. Dazu kommt dann am Ende meist ein langsamer, grausamer Krebs- oder Erstickungstod. – Spätestens dann sind wir sogar durch das an sich anregende Nikotin letztlich noch ruhiger geworden, als es uns die Werbung schon seit Jahrzehnten suggeriert hat ... Nein, Ironie wieder beiseite, denn es geht hier um ein leider todernstes Thema:

Es geht um jährlich mehr als acht Millionen Menschenleben!

„.. Und es geht auch um Ihr Leben!!!
Sind Sie sich dessen bewusst?

Über acht Millionen Menschen sterben lt. WHO jährlich wegen ihrer Abhängigkeit unnötigerweise an den Folgen des Rauchens. Mehr als **8 000 000 tote Menschen jährlich!**

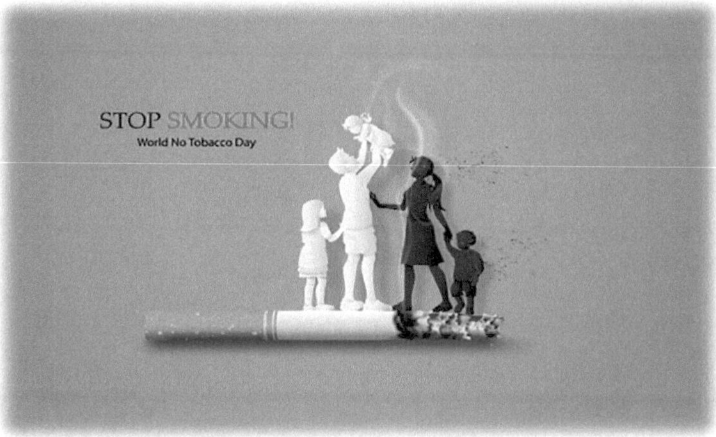

... Und interessiert es die Medien?

Wenn in einem Krisengebiet oder sonst irgendwo auf der Welt irgendein geisteskranker Selbstmordattentäter sich und drei andere Menschen in die Luft sprengt, sehen wir das auf fast jedem Teil der Erde pünktlich und detaillierter täglich in den Nachrichten, als wir uns das vielleicht wünschen. Doch was sehen wir von den 300 bis 400 Toten, die am gleichen Tag allein in Deutschland durch die Tabakdroge getötet wurden?

Was sehen wir von den etwa 22000 Toten, die weltweit am gleichen Tag durch die Tabakdroge getötet wurden?

22000 Tote. Und wir sehen und hören davon: *Nichts!*

Und warum nicht?
Weil das „normal" ist?

Ich finde, eine Normalität, die schon ziemlich irre ist!

Anmerkungen: Übrigens kann man jemanden, den man vorsätzlich drogenabhängig gemacht hat auch nicht unterstellen, er würde sich zu 100% „freiwillig" selbst vergiften. Das aber nur am Rande.

Ein ausschlaggebender Unterschied zwischen Süchtigen, die behaupten „gerne" zu rauchen, aber es trotzdem niemals ihren Kindern weiterempfehlen würden, und denen, die ehrlich zu sich sind und es schaffen aufzuhören, ist die Vorstellung der möglichen Folgen für einen selbst. Stellen Sie sich daher bitte einmal vor, was es für Sie bedeuten würde, noch jahrelang weiterzurauchen.

Die ganz „normale“ Welt zwischen Tabakindustrie und Politik

Ich bitte Sie wieder mal, selbst zu entscheiden, ob das noch „normal“ ist. Warum berichten die Medien nicht genauso darüber, wenn ein paar Milliardenkonzerne aus reiner Profitgier pro Jahr fast genauso viele Menschenleben dahinraffen, wie im zweiten Weltkrieg jährlich umkamen?

Während über das eine die Geschichtsbücher jedes Schülers gefüllt sind, wird über das andere so gut wie gar nicht aufgeklärt. Der Vergleich mag auf den ersten Blick ein wenig krass erscheinen, doch wir hatten im zweiten Weltkrieg von 1939 bis 1945 insgesamt etwa 50 Millionen Tote. Das macht durchschnittlich 8,3 Millionen Tote pro Jahr. Beim Rauchen sind es wie gesagt schon 8 Millionen jährlich. Tendenz steigend.

Jeder Raucher gibt wegen seiner Drogensucht im Grunde Massenmördern sein Geld und finanziert damit seinen eigenen, qualvollen Tod! Und das soll normal sein?

Immer wieder wird bei uns der Kriegstoten gedacht und der Rassismus verurteilt. Obwohl ich natürlich auch gegen Rassismus bin, muss ich doch die Frage stellen, warum nicht übers Rauchen genauso propagiert wird. Vielleicht wegen der 14 Milliarden Euro jährlicher Tabaksteuer? Vielleicht wegen der Alterspyramide, wegen der der Staat insgeheim sogar noch froh ist, dass die Raucher im Durchschnitt 10 bis 15 Jahre früher sterben, weil die Rentenkassen ja ohnehin leer sind?

Ist das die Antwort darauf, warum die Tabakindustrie in Deutschland im Vergleich zu vielen anderen Staaten fast freies Spiel hat?

Ist das auch die Antwort auf die Frage, warum Deutschland schon seit vielen Jahren gegen nahezu jedes Gesetz zur Eindämmung dieser tödlichen Sucht in der EU stimmt und „Ausnahmeregelungen“ für Deutschland aushandelt?

Sind unsere Politiker wirklich nicht indirekt bestechlich gegenüber einigen Multimilliarden-Konzernen, die sich selbst Leute bei der Weltgesundheitsorganisation gekauft haben?

Ich weiß es nicht. Und es scheint mir für mich persönlich gesünder zu sein, diese Dinge besser nicht noch weiter zu hinterfragen. ;-)

Manchmal kommen mir aber doch solche Fragen, wie z.B. warum die EU jährlich mit vielen Milliarden sogar noch den Tabakanbau (also den Massenmord) subventioniert, für Raucherentwöhnungsprogramme aber nur einen minimal kleinen Bruchteil dessen aufbringt. Dass von letzteren manche in Deutschland zum Teil auch noch mit der Tabakindustrie abgestimmt werden, setzt dem Ganzen nur noch die Krone auf.

„Geld regiert die Welt“ sagte dazu jemand einmal. - Einerseits hatte er recht, andererseits frage ich mich, ob wir nicht dem gesunden Menschenverstand folgen ein anderes Bewusstsein annehmen können. Schließlich kostet diese kranke Normalität der Verdrängung von Tatsachen Jahr für Jahr unzählige Menschenleben.

Achtung: Wenn Sie mit dem Rauchen aufhören, gefährdet Ihre Gesundheit die ohnehin bankrotte Rentenkasse!

Politische Doppelmoral

Vor ein paar Jahren wurde im Bundestag eine jeweils kleine, schrittweise Erhöhung des Zigarettenpreises beschlossen:

Damals schlug eine gesundheitsorientierte Abgeordnete vor, den Zigarettenpreis besser auf einen Schlag sehr deutlich anzuheben, damit dadurch viele Menschen mit dem Rauchen aufhören. Der damalige Finanzminister legte jedoch sein Veto ein und der Bundestag stimmte, „natürlich vollkommen unbeeinflusst von der Lobby der Tabakindustrie“, gegen diese abrupte Preiserhöhung.

Die Begründung war, „weil dadurch zu viele Raucher auf einmal aufhören würden“, was letztlich Mindereinnahmen für den Staatshaushalt bedeutet hätte.

Stattdessen entschied man sich für eine sogenannte „stufenweise Erhöhung“ des Zigarettenpreises über mehrere Jahre verteilt. Das Ganze immer so, damit es psychologisch nicht allzu sehr weh tut und möglichst wenig Raucher bei einer Preiserhöhung aufhören.

Diese stufenweise Erhöhung wird nun von Seiten der Regierung und deren Beauftragten (ich möchte hier keine Namen nennen) der Öffentlichkeit als DAS MITTEL zur Reduzierung der Raucherquote verkauft...

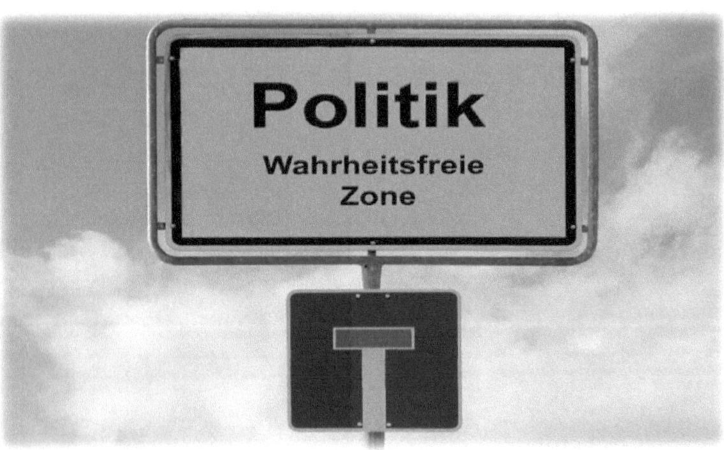

Naja, möge Geld die Welt in vielen Bereichen regieren und die Tabaklobby einen sehr großen Einfluss auf die Politiker und Medien haben. Ich werde jedenfalls deshalb nicht 10 oder gar 15 Jahre vor meiner Zeit qualvoll an dieser legalisierten Sucht sterben! Und ich hoffe Sie auch nicht!

Es scheint, als ob ein paar Tabakkonzerne in der Politik viel zu viel Macht bekommen haben. Macht, die sie nun ihrer Linie treu bleibend, wie schon in Filmen sehr subtil im Hintergrund ausüben; ohne dabei wirklich aufzufallen. Was dann irgendwann aber doch auffällt, ist das Ergebnis.

Kommen wir nun nach der ganzen Aufregung über den politisch geduldeten Massenmord der Tabakindustrie wieder zurück zu uns selbst. Denn letztlich wollen wir ja mit dem Rauchen aufhören und nicht andere als Sündenböcke hernehmen, für etwas, das wir im Grunde selbst in der Hand haben, zu ändern.

P.S. Anmerkung über Ziel und Zweck des vorgenannten Abschnitts:

Ziel des vorgenannten Abschnittes war es nicht, über irgendwelche Politiker herzuziehen, sondern auf derzeitige Missstände aufmerksam zu machen, die jährlich Millionen Menschen das Leben kosten! Daher habe ich bewusst auch keine Namen oder Parteien von hierfür Verantwortlichen genannt. Mit der Information über diese tatsächlichen Missstände möchte ich Veränderungen und einen Umdenkprozess in Ihnen provozieren, jedoch keine Menschen angreifen.

Diese Veränderungen wären natürlich letztlich auch auf politischer Ebene wünschenswert, sollen zunächst aber erst mal in der Art stattfinden, wie Sie übers Rauchen denken. Denn dadurch, dass Sie diese Sucht als eine einzige industrielle Manipulation und einen Betrug Ihrer selbst erkennen, kann es auch auf dieser Ebene bei Ihnen „klick" machen.

Dieser Klick kann es Ihnen dann erleichtern, sich innerlich zu sagen: „Ich weiß, dass es hier irgendwelchen rücksichtslosen Geschäftemachern auf Kosten meiner Gesundheit und ggf. sogar meines Lebens letztlich nur um mein Geld geht. Da mache ich jedoch nicht mehr länger mit! Ich steige wieder aus der Sucht aus und tue alles Erforderliche, um wieder zum freien Nichtraucher zu werden."

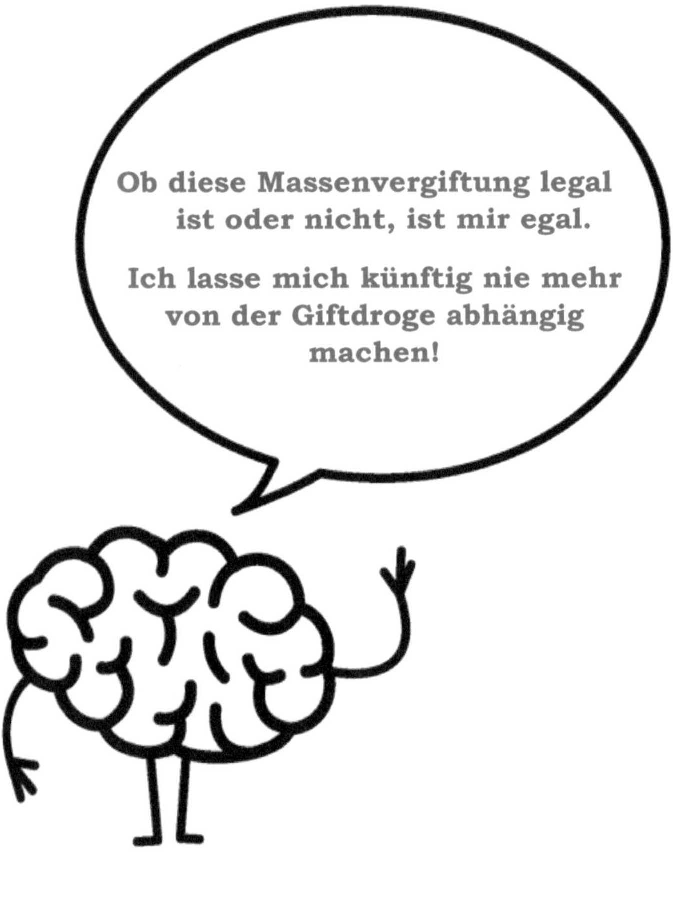
Ob diese Massenvergiftung legal ist oder nicht, ist mir egal.
Ich lasse mich künftig nie mehr von der Giftdroge abhängig machen!

Kapitel 7
ENTSTEHUNG UND ENDE DER KÖRPERLICHEN SUCHT

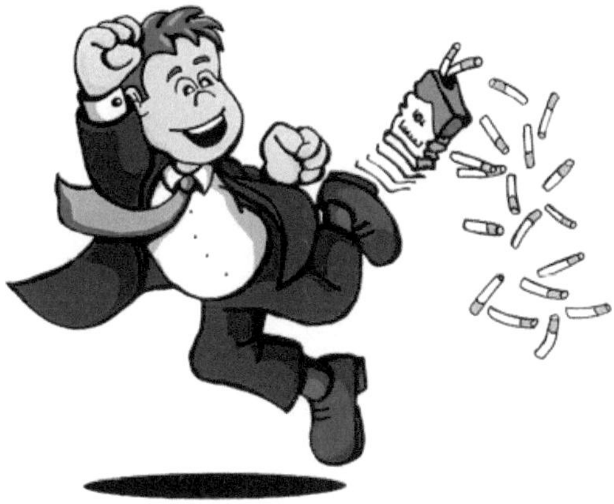

Beim Rauchen zahlt man seinem Mörder viel Geld dafür, sich immer wieder kurz genauso wohl fühlen zu können, wie es Nichtraucher die ganze Zeit tun. - Ab heute nie wieder!

Unser natürlicher Zustand im Gehirn

In diesem Kapitel möchte ich Ihnen die Hintergründe der körperlichen Abhängigkeit etwas vereinfacht anhand eines bildhaften Vergleichs näherbringen.

Seitdem Sie begonnen haben, zu rauchen, hat sich an Ihren Nervenzellen etwas verändert. Früher, als Sie noch nicht geraucht hatten, flossen in Ihrem Gehirn und Nervensystem zwischen Ihren Nervenzellen ganz natürliche Wohlfühlbotenstoffe, die für Ihr Wohlbefinden sorgten. Dabei wurden diese Wohlfühlbotenstoffe (auch Neurotransmitter[a] genannt) von der einen Nervenzelle ausgeschüttet und von den Rezeptoren der nächsten Nervenzelle aufgenommen. Auf diese Weise werden Informationen durch unser gesamtes Nervensystem transportiert.

Diese Aufnahme der natürlichen Botenstoffe lässt sich etwa damit vergleichen, als wenn Sie mit Ihren Ohren einer sanften Musik lauschen. Stellen Sie sich vor, diese gefällt Ihnen und bringt Sie in eine harmonische Stimmung. Der einzige Unterschied ist, dass die Nervenzellen nicht nur zwei Ohren, sondern viele verschiedene Formen davon haben, mit denen sie die verschiedenen Botenstoffe aufnehmen.

Bei Ihnen spielte damals in jeder für Sie angenehmen Situation sozusagen eine schöne Musik im Gehirn, die Sie durch die Nervenohren (die Rezeptoren) hörten und durch die Sie sich gut fühlten.

Entstehung der Sucht Ihrer Nerven

Als Sie dann jedoch mit dem Rauchen angefangen hatten, bekamen die feinen Nervenohren Ihrer Nervenzellen plötzlich das Nervengift Nikotin zu spüren. Dieses Nervengift war viel zu stark und viel zu laut für Ihre feinfühligen Nervenohren.

Das ist etwa damit vergleichbar, als wenn Sie an einem schönen Sommertag irgendwo ganz entspannt in der ruhigen Natur liegen und einer schönen, sanften Musik lauschen. Dann kommt plötzlich ein großer schmutziger LKW in einer riesigen Staubwolke daher gefahren und beginnt direkt vor Ihnen fünf Minuten lang laut zu hupen. Sicher wäre es da erst einmal vorbei mit der friedlichen Atmosphäre. Sie

[a] Beim Rauchen spielen vor allem das Acetylcholin und Dopamin eine Rolle: Durch das Nikotin kommt das auf den Organismus beruhigend wirkende Acetylcholin nicht mehr an der nächsten Nervenzelle an und die Dopaminzufuhr wird nun künstlich an die Nikotinzufuhr gekoppelt.

würden sich die Ohren zuhalten und sich fragen, was das denn soll.

Und genau das Gleiche taten die Nervenohren in Ihrem Gehirn auch, als plötzlich das für sie irrsinnig laute Nervengift Nikotin einen unerträglichen Lärm im Gehirn machte. Sofort wurde ein Alarmsignal in Form von „mir wird etwas schwindelig von dieser ersten Zigarette" an Ihr denkendes Großhirn gesendet.

Doch das Großhirn des jungen Rauchers sagte sich, dass es es dazugehören und erwachsener wirken wollte. Es war manipuliert worden und fand das Rauchen gut, obwohl es die Nachricht des Körpers bekam, dass es alles andere als gut ist. Daher sendete das denkende Großhirn den Nervenzellen ein Signal zurück, die auftretenden Symptome wie Husten, Schwindelgefühle oder auch Übelkeit irgendwie zu unterdrücken. Sie wollten ja schließlich dazu gehören.

So ähnlich wie Sie sich das jedoch nicht lange gefallen lassen würden, wenn ständig ein LKW daherkäme und Ihre schöne Musik mit seinem lauten Gehupe übertönen würde, ließen sich Ihre Nervenohren im Gehirn das auch nicht lange gefallen. Diese überlegten sich, was sie tun könnten, um diesem ständigen nervenschädigenden Nikotinlärm ein Ende zu machen. Schließlich entschlossen sie sich, Ohrenstöpsel in die feinen Nervenohren zu machen. Dadurch war der Lärm des Nikotins nun genauso abgemildert, wie es der Lärm eines hupenden LKWs durch echte Ohrenstöpsel für Sie wäre.

Schade nur, dass die Nervenohren nun durch die Ohrenstöpsel die schöne Musik im Gehirn nicht mehr hören können.

Daher haben Ihre Nerven seitdem das Gefühl bekommen, dass ihnen etwas fehlt. Es herrscht jetzt quasi, ohne die vorher noch wahrgenommene sanfte Musik, eine ganz langweilige Stille im Gehirn durch diese Ohrenstöpsel.

Als junger Raucher zündeten Sie sich daher bald wieder eine Zigarette an, um nicht mehr diese langweilige Stille und Leere zu spüren. Durch die Ohrenstöpsel geschützt, war das Nikotin nun nicht mehr so laut für Ihre Nervenohren. Sie empfanden das Nikotin dadurch sogar irgendwie positiv, weil ein anderer Wohlfühlbotenstoff (Dopamin) von ihrem Gehirn jetzt künstlich ausgeschüttet wurde, anstatt wie früher auf ganz natürliche Weise.

Doch diese angenehme Musik konnten Sie nun wegen der Ohrenstöpsel und dem viel lauteren Nikotin nicht mehr hören.

Da das Nikotin jedoch Gift für Ihren Körper ist, fingen die Leber und Nieren schnell an, dieses wieder abzubauen, um den Körper von den schädlichen Wirkungen des Nikotins zu verschonen. Doch kaum war das Gift halbwegs abgebaut, hatten Sie wieder das Gefühl der langweiligen Leere, die durch das Rauchen der ersten Zigarette verursacht war.

Sie fühlten sich nun, als ob Ihnen ohne das Rauchen etwas fehlen würde, obwohl Ihnen eigentlich nur das Hören der wohltuenden Musik, also der natürlichen Botenstoffe im Gehirn, fehlte. Doch Sie waren zu jung, um diesen Mechanismus zu durchschauen. Schließlich hatte Ihnen auch niemand vorhergesagt, dass Sie es hier mit einer echten Droge zu tun haben. Daher glauben Sie der Manipulation, dass das Rauchen Ihnen tatsächlich guttun würde und Ihnen ohne das Rauchen etwas fehle.

Immer öfters griffen Sie daher zur Zigarette, um nicht schon wieder dieses langweilige Leeregefühl in sich zu spüren, welches jedoch eigentlich nur durch die erste Zigarette ausgelöst und mit jeder weiteren noch stärker wurde.

Doch das eigentlich Teuflische, warum Sie diesen Mechanismus nicht durchschauen konnten, war, dass Sie sich nur ganz allmählich ohne Nikotin etwas schlechter zu fühlen begannen. Sie hatten immer erst dann das Gefühl, dass Ihnen etwas fehlte, nachdem Ihr Körper das Nikotin wieder teilweise abgebaut hatte. Daher brachten Sie das Leeregefühl anfangs auch kaum in Zusammenhang mit der Zigarette, denn es tauchte ja immer erst einige Zeit nach dem Rauchen auf.

Wenn Sie dann eine Zigarette rauchten, war das langweilige und öde Leeregefühl wieder weg und Sie fühlten sich schlagartig wieder besser. Die Entzugserscheinungen der Droge waren gemildert. Das registrierten Sie und begannen zu glauben, dass Ihnen das Rauchen guttun würde, obwohl es nur eine innere Leere ausfüllte, die es in Wahrheit selbst erzeugt hatte. Dass dabei an Ihren Nerven eine echte Drogensucht entstand, wussten Sie damals, im Gegensatz zur Zigarettenindustrie, ja noch nicht.

Ihr Körper merkte jedoch, dass immer öfter das Nervengift Nikotin plötzlich im Blut war, und begann es immer schneller abzubauen, damit Sie nicht an seinen Folgen sterben. Gleichzeitig begannen Sie jedoch mehr und mehr zu rauchen, weil sie jedes Mal, nachdem Ihr Körper das Nikotin teilweise abgebaut hatte, wieder ein leichtes inneres Leeregefühl spürten. Dieser Prozess steigerte sich allmählich. Beim Durchschnittsraucher bis zu einer Schachtel Zigaretten am Tag.

Wenn Ihr Körper nun schneller im Abbau des schädlichen Nikotins ist, tritt bei Ihnen auch entsprechend öfter und schneller wieder das Verlangen nach einer neuen Zigarette auf. Die Folge ist, dass Sie dann mehr Zigaretten über den Tag verteilt rauchten.

Bei Wenig-Rauchern ist es genau umgekehrt. Ihr Körper baut das giftige Nikotin etwas langsamer ab, wodurch sie seltener dieses leichte Leeregefühl haben und daher auch weniger rauchen. Dennoch hat auch ihr Körper ständig mit dem giftigen Nikotin zu kämpfen - nur eben mit dem Unterschied, dass er es etwas langsamer abbauen kann und man deshalb länger „satt“ ist von der Zigarette.

Das Ende der körperlichen Sucht

Zusammengefasst können wir festhalten, dass es sich bei der Kettenreaktion des Rauchens rein biologisch um nichts weiter als der regelmäßigen Verabreichung des süchtig machenden Nervengifts Nikotin handelt. Durch das Nikotin hören Ihre Nervenzellen die natürlichen Botenstoffe nicht mehr. Deshalb haben Sie ständig das Gefühl, dass Ihnen ohne das Rauchen etwas fehlt. Wenn Sie sich als Raucher eine Zigarette anzünden, kommt wieder das laute Nikotin und Sie merken nicht mehr, dass Ihnen jedoch in Wirklichkeit nur durch das Rauchen etwas fehlt.

Nachdem Sie dies nun verstanden haben, können Sie die Sucht auch wieder beenden. Alles, was Sie dazu tun müssen, ist einfach so lange nicht mehr zu rauchen, bis der Körper das gesamte Nikotin abgebaut hat.

Dann werden gleichzeitig die feinen Nervenohren im Gehirn wieder Vertrauen gewinnen, dass der laute LKW-Lärm nun vorbei ist, und die Ohrenstöpsel wieder herausnehmen. Die angenehme Folge wird sein, dass Sie beginnen werden die natürliche Musik im Gehirn wieder mehr und mehr wahrzunehmen. Das bedeutet praktisch, dass Sie sich ganz ohne Zigaretten allmählich wieder viel besser fühlen werden. Am Ende fühlen Sie sich permanent genauso wohl, wie in der Zeit als Raucher, wenn Sie kurz Ihre Nikotindosis bekommen hatten. Was Ihnen dann jedoch erspart bleibt, ist diese ständige Nervosität und das ständige Unwohlsein, wenn Sie mal gerade keinen Drogennachschub bekommen.

Die einzige Falle, in die Sie dabei nicht tappen dürfen, ist zu übersehen, dass sich dieser letztlich sehr positive Prozess völlig unbemerkt über einige Tage verteilt vollziehen wird.

Als Sie sich jedoch früher eine Zigarette angezündet hatten, fühlten Sie sich schlagartig innerhalb weniger Sekunden besser. Sie hatten durch das sofortige Nachlassen der Entzugssymptome so etwas wie einen kleinen positiv empfundenen Kick. Je öfter Sie nun diesen Kick in einer ganz bestimmten Situation hatten, umso mehr konnten Sie sich irgendwann diese Situation gar nicht mehr ohne diese schlagartige Verbesserung des Wohlbefindens vorstellen. Das Rauchen hatte sich in Ihrem Gehirn sozusagen mit der Situation verknüpft. Ein Thema, dass wir uns gleich noch etwas näher anschauen werden.

Schade nur, dass man als Raucher meistens nicht mehr zurückdenkt und erkennt, wie gut es einem einmal ohne diese ständigen Entzugssymptome ergangen ist. Man übersieht dadurch, dass der ganze Kick des Rauchens nur darin besteht, dass ein inneres Unwohlsein kurzfristig nachlässt, das man jedoch nur allein aufgrund der Zigarettensucht überhaupt hat.

Der Mensch gewöhnt sich eben sehr schnell an Neues. Dabei vergisst er oft auch das alte Erleben. Deshalb ist es enorm wichtig, dass wir uns immer wieder daran erinnern, dass uns früher als Kinder ja ohne Zigaretten auch nichts fehlte. Jetzt verstehen Sie vielleicht auch, warum ich Sie an diese Tatsache immer wieder erinnere.

Ich möchte, dass Sie nun wieder Vertrauen in das Leben und eine emotional schöne Zukunft als Nichtraucher gewinnen. Eine Zukunft, in der Ihnen ohne Zigaretten tatsächlich nervlich nichts fehlen wird! ☺

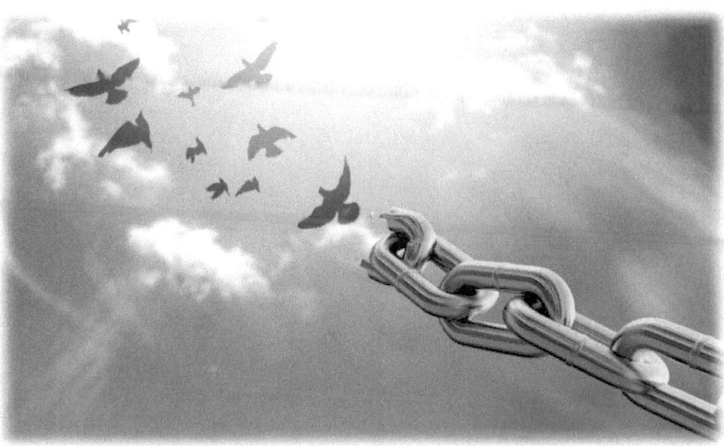

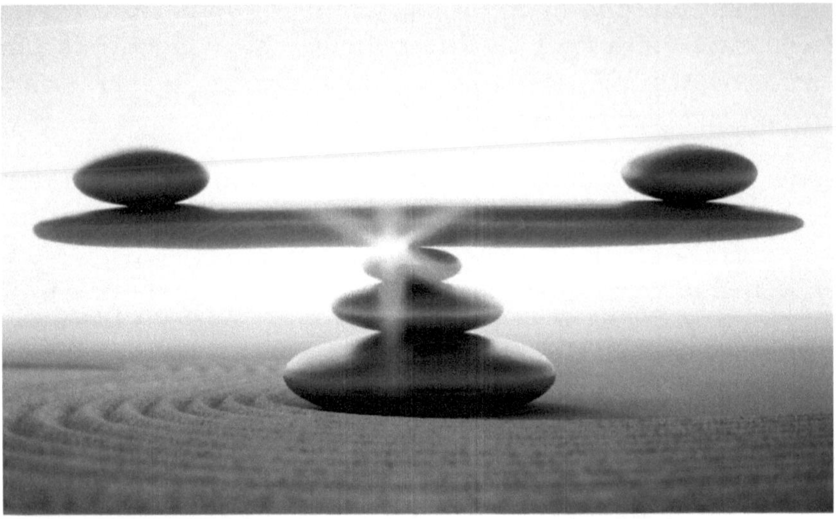

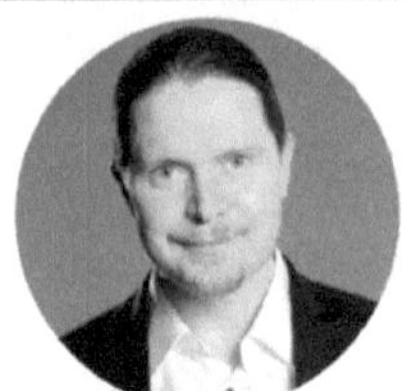

Ohne ständigen Suchtdruck bist Du ausgeglichener.
Das wirkt sich positiv auf Deine Beziehungen,
Arbeit und Lebensqualität aus!
Lass uns Deine Psyche befreien!

Liebe Grüße, Dein *Jochen Kaufmann*

Kapitel 8
VERSTEHEN DER PSYCHISCHEN ABHÄNGIGKEIT

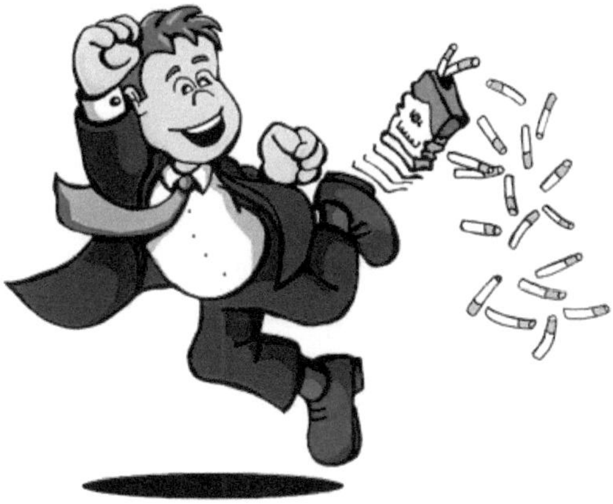

Gewohnheiten lassen sich viel leichter ändern, wenn man weiß, was dabei im Gehirn vor sich geht und wie man innerlich mit sich sprechen muss.

Die Zigarettenindustrie hat Sie wie geschildert durch eine sehr subtile Manipulation glauben lassen, dass das Rauchen völlig normal sei. Diese Manipulation war so subtil, dass es Ihnen kaum bewusst geworden ist, dass und wie Sie manipuliert wurden. Sie hat systematisch durch Einstreuung von Fehlinformationen versucht, das Rauchen für Sie so zu verwirren, dass es Ihnen paradox erschien und Sie die Schuld für die Abhängigkeit bei sich selbst suchten. So war man schön aus der Verantwortung heraus, da ja der Raucher und nicht die Droge das Problem war.

Man hat Ihnen als Raucher sogar suggeriert, das Rauchen sei Ihr individuell gewählter Weg der Selbstwerdung, obwohl man Millionen andere Menschen in genau die gleiche Falle lockte.

Sie haben sich irgendwann damit sogar identifiziert und haben sich selbst als „Raucher“ bezeichnet, also eine neue Identität im Vergleich zum bisherigen Nichtraucher angenommen. Die dafür notwendige Vorprägung hatte die Zigarettenindustrie schon lange vorher bei Ihnen gesetzt, noch bevor Sie mit dem Rauchen angefangen hatten.

Sie verknüpfte so kindliche Träume in Ihrem Gehirn wie z.B. dem nach einem Leben in Freiheit, Abenteuer und Romantik mit der Zigarette, obwohl das eine mit dem anderen in Wahrheit rein gar nichts zu tun hat. Die Tabakindustrie studierte alle menschlichen Bedürfnisse ganz genau und verknüpfte sie systematisch gezielt mit der Zigarette, bis es zu einer psychischen Abhängigkeit bei Ihnen kam. Diese war dann sogar noch um ein Vielfaches stärker als die körperliche Sucht und vor allem dauerhafter, solange man sie nicht durchschaut und aufgelöst hat.

Paradoxerweise wurden dabei sogar Bedürfnisse mit dem Rauchen verknüpft, die eigentlich das Gegenteil des Rauchens sind. Bedürfnisse nach Freiheit und Selbstbestimmung wurden Rauchern immer wieder in Verbindung mit Zigaretten einsuggeriert, obwohl wir doch als Nichtraucher viel freier und selbstbestimmter sind. Das Ergebnis war, dass wir als Raucher jedes Mal, wenn wir dieses Bedürfnis befriedigen wollten, dabei ans Rauchen dachten.

Weitere Beispiele gefällig? - Bitteschön:

Raucher glauben paradoxerweise häufig unbewusst, dass das Rauchen helfe, um

- sich zu entspannen
- cool auf andere zu wirken
- Kontakte zu knüpfen
- sich etwas Luxus zu gönnen

- einen Genuss zu spüren
- selbstbewusst zu sein
- einen Kaffee zu genießen
- sich zu konzentrieren und sogar um
- Sex zu haben.

Am meisten paradox finde ich jedoch die Marketinglügen der Tabakindustrie von Freiheit und Selbstbestimmung.

Wir werden im nächsten Kapitel einmal all diese Dinge etwas näher betrachten. Damit Sie die Zusammenhänge besser verstehen, machen wir jedoch vorher einen kurzen Ausflug zu einem russischen Verhaltensforscher.

Dieser fand heraus, wie diese ganzen Verknüpfungen bei uns im Kopf entstehen und wie wir sie am Ende wieder löschen können.

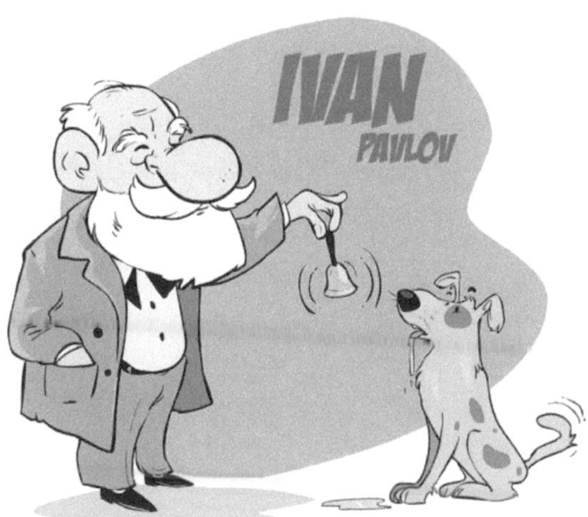

Verknüpfungen im Kopf

Bestimmt kennen auch Sie die Meinung vieler Raucher: „Rauchen gehört doch zur Pause, zum Kaffee oder Alkohol.“

Doch woher kommen solche Verknüpfungen von zwei Dingen wie z.B. Kaffee und Zigaretten, die eigentlich überhaupt nichts miteinander zu tun haben? Schließlich trinken Millionen Nichtraucher jeden Morgen ihren Kaffee und genießen diesen sogar noch mehr, weil sie nicht mehr mit giftigem Rauchen ihre Geschmackszellen betäuben.

Wie diese Verknüpfungen, die in der Verhaltenspsychologie auch „klassische Konditionierungen” genannt werden, nun entstehen, fand der russische Verhaltensforscher Ivan P. Pawlow heraus.

Stellen Sie sich einmal vor, wir schreiben das Jahr 1904: Ein russischer Forscher hat mehrere Schäferhunde. Mit diesen führte er folgendes Experiment durch: Er läutet jedes Mal eine Glocke, bevor er den Hunden etwas zu fressen gab. Dies wiederholt er immer wieder. Mit der Zeit verknüpfen sich die Synapsen in Gehirn der Hunde, die für Glöckchenklingeln und Speichelfluss stehen.

Eines Tages bringt er den Hunden Speichelmessgeräte an. Er läutet erneut die Glocke, ohne dass jedoch irgendwelches Fressen in Sicht ist. Das Ergebnis: Automatisch beginnen die Hunde zu sabbern.

Es lief ihnen also der Speichel aus dem Maul, obwohl gar kein Fressen da war. Dies schafft er dadurch, dass er im Kopf der Hunde zwei Dinge miteinander verknüpfte, die erst einmal gar nichts miteinander zu tun hatten, nämlich das Glöckchen-Klingeln und das Fressen.

Wäre er mit den Hunden einmal Gassi gegangen und ein Fahrradfahrer hätte geklingelt, hätte dieser wohl gedacht, die Hunde wären verrückt...

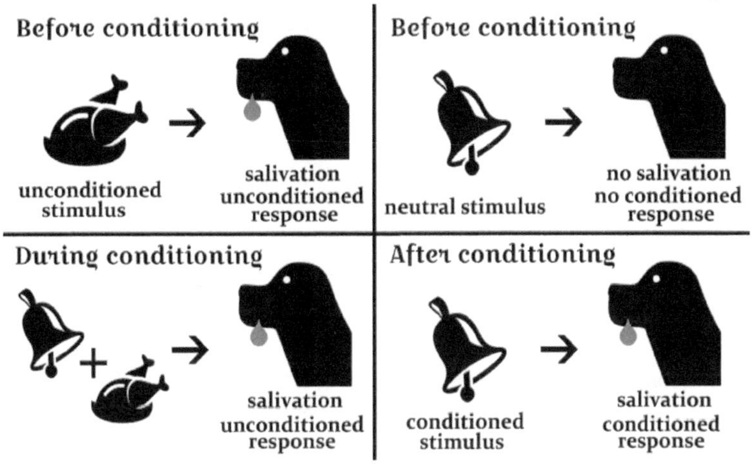

Vielleicht fragen Sie sich jetzt, was diese Geschichte von Pawlow jetzt mit Ihrem Rauchverlangen zu tun hat?“

Sie hat sehr viel damit zu tun:

Fragen Sie sich bitte einmal, in welchen Situationen Sie schon fast wie automatisch Lust auf eine Zigarette bekommen?

In diesen Situationen besteht bei Ihnen, genauso wie beim Hund, im Grunde ein innerer Glöckchen-Sabber-Reflex. Nur ist in Ihrem Gehirn statt ein Glöckchen (Auslöser) mit Sabbern (Reaktion) eine bestimmte Situation (Auslöser) mit der Lust auf eine Zigarette verknüpft (Reaktion).

Bei den meisten Rauchern ist dies wie gesagt

- zum Kaffee
- zum Alkohol
- nach dem Sex
- zur Entspannung / Beruhigung bei Stress
- zur Konzentration
- in der Pause
- zur Belohnung
- bei Langeweile
- bei Wut
- bei Einsamkeit
- bei Frust
- in geselliger Runde / bei einer Party / Feier
- usw.

alles Situationen, die wir auf Tabakwerbeplakaten oder in Filmen zusammen mit Zigaretten abgebildet finden. Und von wegen Werbung wirkt nicht ...

Die entscheidende Frage ist jetzt:

Wie werden wir diese Verknüpfungen wieder los?

Ganz einfach: Indem Sie einige Male ganz bewusst ohne Zigarette in eine Situation gehen, in der Sie früher geraucht haben. Sie trinken dabei beispielsweise Ihren Kaffee, ohne dabei zu rauchen. Vielleicht trinken Sie einfach ein Glas Wasser dazu oder lesen die Zeitung. Dadurch schaffen Sie mit der Zeit neue Verknüpfungen und die alten Verknüpfungen zur Zigarette lösen sich wieder auf.

Dabei ist es vollkommen normal, dass Sie in der Anfangszeit in genau diesen mit dem Rauchen in Ihrem Gehirn verknüpften Situationen noch an die alte Giftkippe denken müssen. Entscheidend ist dabei allerdings, WIE wir innerlich in dieser Situation mit uns sprechen. Machen Sie sich deshalb also nicht verrückt. Der beste Satz, den Sie sich in einer solchen Situation innerlich sagen können, lautet:

„Beim nächsten Mal wird es leichter!“

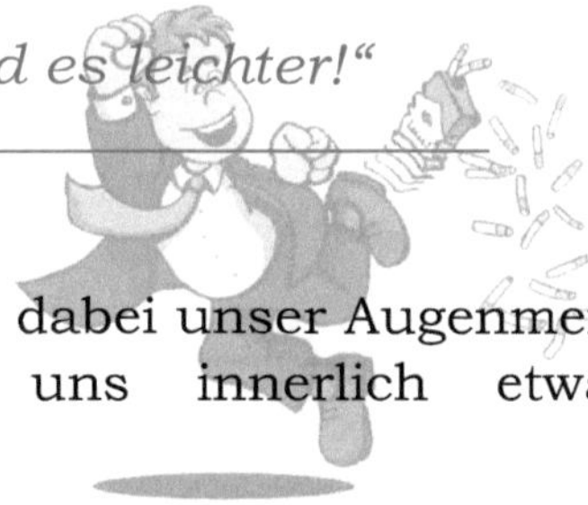

Und es ist tatsächlich so! Wir legen dabei unser Augenmerk auf die Zukunft und sagen uns innerlich etwas Zuversichtliches.

Es ist übrigens ein Irrglaube, dass man als frisch gebackener Nichtraucher erst einmal all die Situationen meiden soll, in denen man früher geraucht hat. Nein tun Sie das bitte möglichst nicht, denn sonst würden diese Situationen in Ihrem Gehirn weiterhin mit dem Rauchen verknüpft bleiben!

Gehen Sie stattdessen bitte mutig und ganz bewusst in diese Situationen hinein. Statt Verzicht genießen Sie Ihren Kaffee. Achten Sie dabei bitte auf das wunderbare Aroma, das Sie nun als Nichtraucher noch viel besser schmecken können. Genießen Sie auch das schöne Gefühl, nach dem Sex noch weiterzukuscheln, statt diese stinkenden Dinger rauchen zu müssen. Je öfters Sie dies tun, umso mehr löst sich auch die alte Verknüpfung in Ihrem Kopf wieder auf.

Wichtig ist dabei, wie wir innerlich mit uns sprechen. Statt zu jammern und dem Drogengift hinterher zu trauern, machen Sie sich bitte Mut!

Denken Sie in den Situationen, in denen Sie bisher geraucht hatten, bitten nach vorne.

Sagen Sie sich dabei immer wieder:

„Beim nächsten Mal wird es leichter! Du schaffst das! Es lohnt sich!"

Kapitel 9

DIE MARKETINGLÜGEN DER DROGENDEALER DURCHSCHAUEN

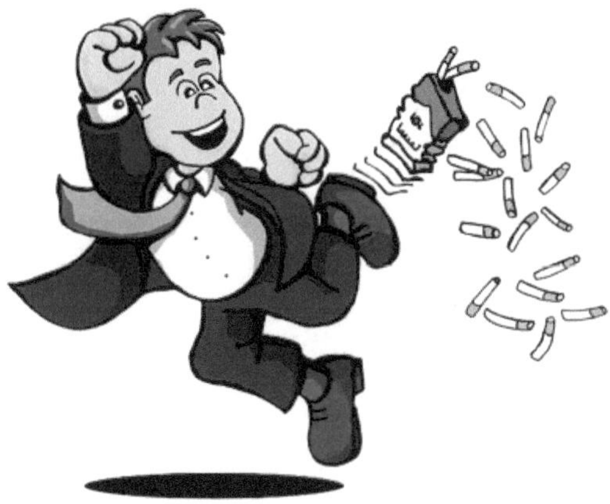

Eine Lüge, die man durchschaut hat, kann einen nicht mehr gefangen halten! Abhängigkeit durch Freiheit zu ersetzen, beginnt im Kopf.

Marketinglügen auflösen – die Wahrheit erkennen!

Neben diesen Verknüpfungen sind es vor allem falsche Glaubensmuster, die uns als Raucher zum Rauchen bringen und den Ausstieg aus der Sucht erschweren. Daher betrachten wir nun einmal die häufigsten Marketinglügen über das Rauchen etwas näher.

Sie zu durchschauen ist sehr wichtig, weil wir sonst als Ex-Raucher ständig das Gefühl hätten, auf etwas zu verzichten, wodurch wir uns psychische Entzugserscheinungen selbst unbewusst produzieren würden. Wenn wir jedoch verstanden haben, dass alles, warum wir bisher glaubten zu rauchen, nichts als Marketinglügen und leere Werbeversprechen der Drogendealer sind, werden wir das Nichtraucherleben so bewerten, dass wir keinen Verzicht spüren. Wir werden durch diese Gedanken viel einfacher wieder zum glücklichen Nichtraucher.

Das ist auch der Unterschied zwischen der motivationspsychologisch sehr schlechten Formulierung „das Rauchen aufzugeben", bei dem man das Gefühl hat, etwas Wertvolles „aufgeben" zu müssen, und „sich aus der Sucht und den Lügen des Dealers zu befreien". Ich denke, Sie können den Unterschied erkennen, der in diesen beiden Formulierungen zum Ausdruck kommt.

Marketinglüge Nr. 1: *Rauchen sei ein Genuss.* Der Unterschied zwischen Genuss und Sucht

Wenn ich auf meinen Seminaren sage, „rauchen ist im Grunde die bescheidenste Sucht von allen. Man ist abhängig, hat aber dabei nicht einmal ein High!", nicken oder lachen immer die meisten zustimmend.

Wir sollten beim Ausstieg aus der Sucht einmal hinterfragen, ob wir wirklich mehr Genuss durch etwas hatten, das unseren Geschmacks- und Geruchssinn drosselte und wegen dem wir ständig ein schlechtes Gewissen haben mussten.

Wenn Sie für sich erkennen, dass das Rauchen Ihnen in Wirklichkeit Genuss weggenommen hatte, haben Sie es in den Momenten, in denen Genuss für Sie wichtig ist, viel leichter Nichtraucher zu bleiben. Hinterfragen wir also einmal bestimmte vom Dealer vermittelte Gedankenmuster gründlich und machen uns folgenden psychischen Aspekt bewusst:

Unsere Grundannahmen, die wir über eine Sache haben, führen zu einer Wahrnehmungsverzerrung.

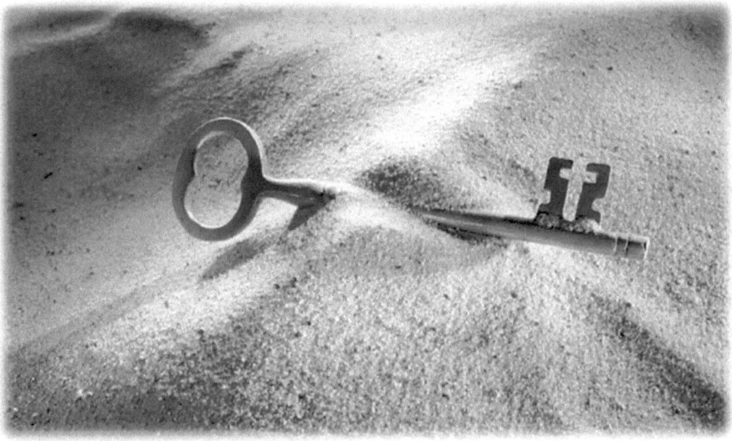

Das bedeutet, wir nehmen die Welt nicht objektiv wahr, sondern subjektiv. So nehmen wir gewisse Dinge anders wahr als andere Menschen. Die meisten nehmen wir so wahr, wie wir schon vorher glaubten, dass sie wären. Unsere Vorurteile über etwas bestätigen sich dadurch in unserem Leben immer wieder.

Vielleicht haben Sie auch schon einmal von der **sich selbst erfüllenden Prophezeiung** gehört?

Bestimmt ist es Ihnen auch schon einmal passiert, dass ein anderer Mensch ein und dieselbe Situation ganz anders erlebt und wahrgenommen hat als Sie. Wer von beiden hatte nun recht?

Ich sage es Ihnen: Beide! Jeder betrachtet die Welt aus seiner individuellen, subjektiven Wahrnehmung. Ein depressiver Mensch hat quasi eine schwarze, ihm alles übertrieben pessimistisch zeigende Brille auf. Ein Verliebter eine rosarote, durch die er nur das Schöne sieht.

“So weit so gut. Nur, was hat das nun mit dem Rauchen aufhören und dem bisher vielleicht noch empfundenen Genuss beim Rauchen zu tun?‘, fragen Sie sich nun möglicherweise. Ganz einfach:

Wir wissen aus der Psychologie, dass wir durch andere Grundannahmen das Leben ganz anders wahrnehmen und erleben. Wenn wir nun durch Tabakwerbung beeinflusst unbewusst weiterhin glauben würden, Rauchen wäre ein Genuss, wäre es sehr wahrscheinlich, dass wir als Nichtraucher immer wieder ein Verlustgefühl erleben. Wir hätten das Gefühl, uns würde etwas weggenommen, das jedoch in Wahrheit komplett überflüssig für uns ist.

Schließlich hatten wir das Rauchen auch nicht vermisst, als wir noch Kinder waren. Oder? – Bitte entschuldigen Sie, dass ich Sie nochmals daran erinnern muss, aber es ist einfach die Wahrheit, die wir nie vergessen dürfen. Zigarettenrauch schmeckt schlecht. Punkt. Allein das Nachlassen der Entzugserscheinungen fühlt sich gut an.

Wenn wir jetzt dieses Wissen für uns nutzen und dieses Glaubensmuster verändern, werden wir durch eine neue Wahrnehmung das Leben als Nichtraucher viel besser erleben. Als Erleichterung! Ändern wir also die uns vom Drogendealer vermittelten, mental fesselnden Gedanken.

Wenn wir jetzt neue Gedanken denken, wie z.B. dass das Inhalieren von giftigem Rauch im Grunde nichts weiteres ist, als eine stinkende, teure, unsinnige, dreckige, ausdauerkillende, hautverschrumpelnde und potenzdrosselnde Drogenseuche, können wir das Wegwerfen der letzten Zigaretten als ein Gefühl von Befreiung erleben.

Eliminieren wir also alle Ansichten, welche die Tabakindustrie uns über Jahrzehnte hinweg durch ständige Wiederholung von Werbelügen in unser Gehirn eingehämmert hat. Diese einengenden Werbelügen einmal so richtig zu hinterfragen und sich mental von ihnen zu lösen, führt Sie mental aus der alten, langweiligen Drogenseuche heraus. Beantworten Sie daher bitte folgenden Fragen ehrlich:

- Hatten Sie es als Raucher wirklich immer genossen, alleine vor der Tür in der Kälte stehen zu müssen?
- Hatten Sie es wirklich genossen, am Flughafen oder Bahnhof wie ein Aussätziger in einem Stinkbereich zu stehen, dem jeder freie Mensch nur Blicke der Missachtung gönnte und gerne meidet?
- Würden Sie über ein Kind, das gerade frei und fröhlich mit etwas spielt, tatsächlich denken, es würde auf etwas verzichten, wenn es diese Stinkdrogensucht niemals beginnt?

Sicher nicht. - Gut, dann halten Sie bitte an dieser neuen Einsicht auch für sich fest, denn Sie werden mit diesen Gedanken ein Verlustgefühl als Nichtraucher verhindern! ☺

Statt weiter an einen Genuss durch die Stinkpest zu glauben, macht es viel mehr Sinn, sich immer wieder bewusst zu machen, dass uns als Raucher in Wirklichkeit das Nervengift Nikotin die Geschmacksnerven und Geruchsnerven gelähmt hatte. Diese Vorstellung entspricht erstens der Wahrheit und zweitens ist sie förderlich beim Zerreißen der mentalen Fesseln.

Viele Raucher berichten mir nach ihrer Raucherentwöhnung immer wieder dankend, dass ihnen nun **als Nichtraucher der Kaffee** und vieles andere **noch viel besser schmeckt**. Ich bin mir sicher, dass auch Sie diese Erfahrung bald schon machen werden! Freuen Sie sich also auf ein besseres Leben mit mehr Geschmack! :-)

Lassen wir uns deshalb nie wieder von der Drogenindustrie einreden, das Drosseln der Geschmacks- und Geruchsnerven mit giftigem Rauch oder der ekelhafte

Gestank von kaltem Rauch in den Klamotten wäre ein Genuss!

Manche Raucher denken, "aber das kann doch nicht alles nur Psychologie sein, aufgrund der ich mich beim Rauchen immer wieder kurz besser gefühlt hatte!". - Und richtig, es gibt auch gleichzeitig neben der Psychologie, auch noch die Biologie einer waschechten Drogensucht.

Hierbei müssen wir berücksichtigen, dass wir zudem deshalb rauchen mussten, weil wir als Raucher ständig nervliche Entzugserscheinungen von der Droge hatten. Natürlich fühlt sich eine Situation ohne Entzugserscheinungen besser an, als die gleiche Situation mit Entzugserscheinungen.

Als Nichtraucher haben wir jedoch gar keine Entzugserscheinungen mehr. Dadurch können wir all die Situationen, in denen uns als Raucher Zigaretten noch so gutgetan hatten, ganz genauso genießen. Und weil das schlechte Gewissen wegfällt, sogar noch mehr!

Denken Sie zur Verdeutlichung nur beispielsweise einmal an Nichtraucher, die an einem schönen Tag ihren Kaffee im Freien genießen. Wohl kaum jemand würde allen Ernstes behaupten, dass diese dabei etwas vermissen!

Wenn also Millionen Nichtraucher das können, können Sie das genauso wieder lernen! Schließlich haben Sie wie gesagt dabei auch wieder mehr Geschmack. Also, warum sollten Sie dann das Stinkgift in einer solchen Situation künftig vermissen, nachdem Sie es mental losgeworden sind?

Vielleicht kommt noch ein letzter Zweifel auf und Sie denken, “weil ich so viele Jahre lang geraucht hatte”. - Ich habe Menschen entwöhnt, die über 60 Jahre ihres Lebens nicht einen einzigen Tag ohne Zigarette verbracht hatten und sich nicht mehr vorstellen konnten, ein Leben ohne das Rauchen wäre noch für sie möglich. Und doch war es möglich! Es geht ihnen heute als Nichtraucher besser als je zuvor!

Unzählige Menschen haben mir Dankesmails und Briefe geschrieben, in denen sie berichteten, dass ihnen jetzt als Nichtraucher gar nichts fehlt. Das ist für Sie ganz genauso möglich! Wie gesagt, psychisches Erleben lässt sich ändern. Bei jedem! Es ist einzig und allein eine Frage der Intensität des Umlernprozesses unseres Gehirns.

Vielen genügen dabei schon die unterstützenden Gedanken dieses Buches. Andere brauchen eben zur Not eine noch intensivere Umprägung, wie ich sie z. B. bei meiner professionellen Raucherentwöhnung mit sieben verschiedenen Hypnosen mache, von denen man sechs zeitsparend einfach nachts zum Einschlafen noch weiter vertiefen kann. - Doch egal, ob mit oder ohne die Zuhilfenahme von weiteren Hilfen, eines steht jetzt schon fest: Ihr Sieg! Die Sucht ist auch in Ihrem Gehirn auflösbar. Definitiv, denn jedes Gehirn kann umlernen! Ich hoffe Ihnen hilft dabei schon dieses Buch, aber notfalls fahren wir eben noch viel schwerere Geschütze gegen die Sucht auf!

Machen Sie es sich daher bitte noch einmal bewusst:

- Wir können als Nichtraucher die gleiche Situation ohne schlechtes Gewissen noch mehr genießen!
- Wir brauchen als Nichtraucher keinen stickigen Atem mehr zu haben!
- Wir brauchen keine Brandlöcher mehr!
- Wir dürfen es genießen, Gedanken der Zufriedenheit und Selbstverantwortung über uns denken!

Ab sofort! Ja, all das braucht keine ferne Zukunft sein. All das können Sie von nun an für immer genießen! Freuen Sie sich auf mehr Freiheit, mehr Geld und **mehr Genuss!**

Denken Sie bitte immer daran: Sie nehmen Ihr Leben so wahr, wie Sie glauben, dass es ist! Und unsere Wahrnehmung können wir durch entsprechende Gedanken beeinflussen. Fahren wir also damit fort.

Marketinglüge Nr. 2: *Zigaretten würden schmecken*

Eines vorweg: Wir werden wie angekündigt in diesem Kapitel eine praktische Übung machen, durch die Sie den wahren Geschmack einer Zigarette testen können.

Wichtig: Sollten Sie an dieser Stelle jedoch schon mit dem Rauchen aufgehört haben, dann überspringen Sie bitte diese Übung, sonst würden Sie durch die Nikotindroge rückfällig! Tun Sie dies bitte auch, falls Sie schwer herzkrank sind. Sie können dann den Geschmack von Zigaretten bestimmt auch gut nachvollziehen, wenn Sie sich z.B. an Ihre erste Zigarette zurückerinnern.

Bestimmt wurden auch Sie nicht zum Raucher, weil diese Ihnen so „sagenhaft gut" geschmeckt hat ...

Oder hat Ihnen Ihre erste Zigarette so geschmeckt, dass Sie sich nur noch wunderten, wie Sie je auf diesen „wunderbar"-fahlen Asche-Geschmack bisher verzichten konnten? Wohl kaum.

Alle Raucher sagen übrigens, dass die erste Zigarette scheußlich schmeckte!

Doch warum? Ganz einfach, weil wir damals noch nicht nikotinabhängig waren und die Drogen zum Lindern von Entzugserscheinungen daher gar nicht brauchten.

Wir erinnern uns: Das Nachlassen der Entzugserscheinungen, unter denen ein Raucher permanent leidet, ist das Einzige, war er beim Rauchen als guttuend empfindet. Dass dies tatsächlich so ist, werden Sie, wenn Sie die Übung mitmachen, selbst nachvollziehen können.

Bis zu dieser Übung bitte ich Sie jedoch, nun wie angekündigt eine knappe Stunde lang keine Drogenzufuhr vorzunehmen; also nicht zu rauchen.

Geschmack der ersten Zigarette

Ich hatte Ihnen gerade gesagt, dass alle angehenden Raucher die erste Zigarette scheußlich finden. Wenn ich Raucher manchmal auf meinem Seminar ironisch frage, ob sie wohl deshalb abhängig wurden, weil ihnen diese erste Zigarette „so lecker“ geschmeckt hat, bekomme ich immer ein eindeutiges „Nein!”.

Daher sollten wir uns auch nicht mehr weiter von dem als „Geschmack“ vorgegaukelten Empfinden hinters Licht führen lassen:

Zigaretten schmecken nicht gut! Falls Sie durch die Manipulation der Drogendealer im Moment noch etwas anderes glauben sollten, werden Sie sich durch die praktische Übung in diesem Kapitel bald vom Gegenteil überzeugen können.

Nochmals zurück zu dem Moment, den Sie sich vielleicht wünschen, dass er nie passiert wäre: Zum Moment Ihrer ersten Giftdrogenzigarette. Alle Raucher und Ex-Raucher, die ich dazu befragt habe (und es waren sehr viele!), haben mir bestätigt, dass ihre erste Zigarette ihnen scheußlich geschmeckt hat. Die meisten haben sie nur gepafft, um „dazuzugehören“. Als wir unseren ersten Lungenzug von dem Gift nahmen, mussten wir erst einmal kräftig husten. Vielen wurde etwas schwindelig. Manche berichten, dass sie sich erst einmal hinsetzen mussten. Ändere, dass ihnen von dem Nervengift sogar richtig übel wurde.

Übrigens, wen wundert es, nachdem Sie jetzt ja wissen, was in Zigaretten tatsächlich alles drin ist?!

Das, was wir als Raucher oft als „Geschmack“ positiv empfinden, sind allein die Dinge, die mit den Zigaretten in unserem Kopf verknüpft sind, wie z.B. die Zigarette zum Kaffee, Alkohol oder nach dem Sex. Da wir diese angenehmen Dinge jedoch auch als Nichtraucher ohne die überflüssigen Zigaretten weiter haben und sogar noch intensiver genießen, brauchen wir definitiv auf nichts zu verzichten, wenn wir die falschen Verknüpfungen im Gehirn wieder loswerden.

Zigaretten nach rauchfreier Zeit

Erinnern Sie sich noch, wie die erste Zigarette geschmeckt hat, nachdem Sie z.B. krank waren oder sonst einige Tage nicht geraucht haben?

Wahrscheinlich werden Sie jetzt sagen, dass auch diese nicht besonders gut geschmeckt hat. Das hatte nichts mit der Krankheit zu tun, sondern damit, dass sich die Rezeptoren im Gehirn schon nach wenigen Tagen des Nichtrauchens wieder erholt hatten. Sie hatten begonnen, ihre „Ohrenstöpsel" wieder aus den kleinen Rezeptoren-Ohren der Nervenzellen herauszunehmen. Dies taten sie, um die natürlichen Botenstoffe anstelle des Nikotins wieder aufnehmen zu können.

Doch dann rauchten Sie leider wieder und das starke Nervengift Nikotin donnerte wieder voll in Ihre sensiblen Rezeptoren hinein, sodass Ihnen davon etwas schwindelig oder gar schlecht wurde.

Apropos rauchfreie Zeit: Viele Raucher und Ex-Raucher berichten, dass sie während Zeiten, in denen sie z.B. mit einer schweren Erkältung, Fieber usw. im Bett lagen, weniger als sonst geraucht haben. Dies taten sie unbewusst deshalb, weil ihnen ihr Körper signalisierte, dass er im Moment keine Kraft zur Verfügung hat, dieses ganze üble Zigarettengift nun auch noch abzubauen.

Der Körper brauchte in dieser Erholungszeit alle seine Kräfte zur Regeration und sendete daher über Hormone ans Gehirn das Signal: „Bitte jetzt bloß keine Zigaretten! Ich kann das Gift im Moment nicht gut abbauen, denn ich habe gerade genug zu tun!".

Das Gleiche tut der Körper auch bei schwangeren Frauen, um das ungeborene Kind vor dem Gift zu schützen, weshalb

Frauen während der Schwangerschaft i.d.R. leichter aufhören können zu rauchen. Manche fangen danach aber leider wieder an, weil sie das Abhängigkeitspotenzial „dieser einen Zigarette“ vollkommen unterschätzen.

Verständlich, denn die psychische Abhängigkeit wird eben weder bei Fieber noch durch die Schwangerschaft dauerhaft durch die kurzfristige Kraft von Hormonen beseitigt. Langfristig geschieht das nur über die zusätzliche Befreiung der Psyche. Erzeugen wir also diesen **“Klick im Kopf“** durch ganz bewusst vorgenommenes Umdenken. Sagen Sie sich dabei bitte immer wieder selbst, dass es Ihnen ohne den Giftdreck viel, viel besser gehen wird.

Diesen Klick kann man auch während der Schwangerschaft bekommen, wenn man bewusst reflektiert, dass es einem ohne das Drecksgift besser geht. Aber wir sollten diesen inneren Umdenkprozess keinesfalls dem Zufall überlassen.

Praktische Übung zum Nachvollziehen der Marketinglüge des Geschmacks

Zum Durchführen dieser Übung ist es nun, wie bereits angekündigt, erforderlich, dass Sie Ihre letzte Zigarette vor mehr als 50 bis 60 Minuten geraucht haben. Sollten Sie die letzte Zigarette vor weniger als 50 Minuten geraucht haben, dann warten Sie bitte mit dieser Übung noch etwas.

Wenn Sie möchten, können Sie dieses Kapitel jetzt einfach überspringen und erst dann hier weiterlesen, wenn Sie mindestens eine knappe Stunde lang nicht geraucht haben.

*Anmerkung: Bei starken Herzproblemen oder sonstigen Raucherkrankheiten, darf ich Ihnen diese Übung nur empfehlen, wenn Sie vorher Rücksprache mit Ihrem Arzt halten. Bei diesen Problemen dürfen Sie aus medizinischer Sicht eigentlich gar nicht mehr rauchen. Eigentlich ist das selbstverständlich und ich halte auch niemanden für dumm, muss dies nur leider aus rechtlichen Gegebenheiten hier anmerken.

Die Übung:

Wenn Sie jetzt seit mindestens 50 Minuten nicht geraucht haben, ist es möglich, dass Sie rein biologisch das Gefühl haben, dass Sie jetzt mal wieder eine Zigarette rauchen könnten.

Sollten Sie dieses Gefühl im Moment noch nicht haben, dann warten Sie bitte noch etwas, bis Sie es spüren. Sollten Sie es durch Ihre neuen Gedanken (die sich auch positiv auf Ihren Körper auswirken) nie mehr spüren: Herzlichen Glückwunsch! Sie haben es geschafft!
Lassen Sie dann diese Übung einfach aus und genießen Sie Ihr Nichtraucherleben, frei vom ständigen Drang, sich immer wieder etwas Giftiges reinziehen zu müssen, das man sich schon gar nicht mehr antuen will.

Sollten Sie jedoch im Moment gerade den Drang nach einer Zigarette verspüren, dann machen Sie bitte Folgendes:

1. Paffen: Zünden Sie sich eine Zigarette an *(sicher haben Sie darauf schon sehnsüchtig gewartet ...)*. **ABER inhalieren Sie den Rauch nicht, sondern paffen Sie einmal diese Zigarette bis zur Hälfte nur!**

Also erstmal NICHTS vom Rauch in die Lungen ziehen, sondern diese Zigarette nur **paffen**. Das ist wichtig!

Dabei schmecken Sie einmal den tatsächlichen Geschmack des Rauchens, den Sie dabei auf Ihrer Zunge haben. Schmecken Sie einmal, wie die Zigaretten denn tatsächlich „schmecken“, denn Geschmackszellen haben Sie nur auf der Zunge und nicht in der Lunge. Klar ...

Übrigens ist es völlig normal, wenn Sie dabei jetzt schon zur Erkenntnis kommen, dass das Rauchen echt scheußlich schmeckt.
Dies nur hier schon mal am Rand angemerkt.

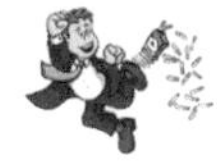

2. Press-Test: Nun füllen Sie einmal Ihren gesamten Mundraum vollständig mit Rauch, halten Ihre Hand direkt vor Ihren Mund und pressen diese fest an den Mund. Dabei pusten Sie einmal ganz fest gegen den Druck Ihrer Hand.

Nun schmecken Sie einmal den scheußlichen Zigaretten-Geschmack in Ihren Mundwinkeln mit der Zunge. Wenn Ihnen das noch nicht reicht, schlecken Sie bitte die Stelle auf der Hand ab, gegen die Sie den Rauch gepustet haben.
- So schmeckt Rauch! Widerlich, nicht wahr?!

3. Inhalieren: Wenn Sie durch die vorigen Übungen etwa die halbe Zigarette gepafft und den tatsächlichen Geschmack, dieses scheußlichen Zeugs geschmeckt haben, **dann inhalieren Sie nun wie gewohnt den Rauch tief** in Ihre Lungen. Sicher werden Sie dann das Gefühl haben: „Das ist das Gefühl, weshalb ich rauche." Das tut gut, solange die Nerven noch nach der Droge verlangen.
Machen Sie sich dann bewusst, dass Ihr Körper in diesem Moment einen Nikotinschub bekommt, weil über die Lungen die Droge schnell ins Blut aufgenommen und an Ihr Gehirn weitergeleitet wird.

Machen Sie sich aber auch dabei bewusst. dass Sie sich so wie jetzt in diesem Moment, als Nichtraucher bald schon die ganze Zeit fühlen werden; dann jedoch ohne zu rauchen und nach diesem ekelhaften Zeug stinken und gieren zu müssen.

4. Zweite Zigarette: Wenn Sie die Zigarette zu Ende geraucht haben, bitte ich Sie, sich **sofort noch eine zweite Zigarette** anzuzünden und diese auf Teufel komm raus, so schnell und intensiv zu rauchen, wie nur irgendwie möglich.

Sollten Ihnen diese zweite Zigarette bis zum Schluss „geschmeckt" bzw. gutgetan haben, dann rauchen Sie bitte auch sofort noch eine dritte Zigarette, die Sie auch schnell und intensiv in Ihre Lungen inhalieren. Sollten Sie jedoch die dritte Zigarette nicht mehr schaffen, ist das durchaus okay.

Tun Sie dies bitte jetzt!

Erkenntnisse aus der Übung:

Und wie geht es Ihnen jetzt? Hoffentlich ist Ihnen nicht schwindelig oder übel von dem Dreckgift, wenn Sie alle drei Zigaretten geraucht haben. Bitte entschuldigen Sie, aber nur so können Sie für sich zu einer wichtigen Erkenntnis kommen, die Ihnen nun niemand mehr nehmen kann:

1. Wenn Sie diese Übung gemacht haben, haben Sie sicher festgestellt, dass die Zigarette, als Sie sie gepafft haben, eigentlich gar nicht „geschmeckt" hat. - Klar, in diesem Moment hat ihr Körper noch kaum Nikotin bekommen, also hat Ihnen die Zigarette auch nicht besonders gutgetan. So konnten Sie den wahren Geschmack von Zigaretten ausprobieren, d.h. mit Ihrer Zunge schmecken. Dass Sie dabei festgestellt haben, dass Zigaretten tatsächlich absolut scheußlich „schmecken", ist normal.

Sollte Ihnen die Kippe schon bei diesem Teil der Übung ein klein wenig gutgetan haben, hängt dies mit bestimmten Giften des Rauchs zusammen, wie z.B. dem Krebsgift Acetaldehyd. Dieser Drogenbeschleuniger bewirkt ja lt. dem Insider Dr. Jeffry Wigand schon eine Nikotinaufnahme beim Paffen.

2. Beim Press-Test haben Sie den Geschmack noch intensiviert.

3. Als Sie danach den ersten tiefen Lungenzug nahmen, tat das plötzlich gut. Dies war deshalb so, weil nun ihre anfänglichen Entzugserscheinungen nachließen. Nun bekam Ihr Körper wieder Nikotin und das „Entzügchen" ging weg. Sie fühlten sich kurz wieder besser, bis Sie die zweite oder gar dritte Zigarette geraucht haben. Doch warum?

4. Nach der zweiten, spätestens nach der dritten Zigarette hatten Sie jedoch das Gefühl, diese gar nicht mehr rauchen zu wollen. „Die schmeckt ja gar nicht mehr", hat einmal einer meiner Seminarteilnehmer gesagt. „Richtig", sagte ich, „weil

der Geschmack ja auch nichts weiter als eine vom Drogendealer erfundene Marketinglüge ist.”

Es geht beim Rauchen einzig und allein um die Verabreichung der Droge. Diese bewirkt den wohltuenden Effekt des Nachlassens der Entzugserscheinungen, die Sie bald schon als Nichtraucher sowieso nie mehr haben werden, wenn Sie nur ein einziges Mal durch das letzte „Entzügchen“ durchgegangen sind.

Als Sie sich gerade die zweite oder dritte Zigarette angezündet haben, hatte Ihr Körper schon genug Nikotin, sodass Sie kein Verlangen mehr danach hatten. Es konnten keine weiteren Entzugserscheinungen mehr vom Nikotin durch diese Zigarette gestillt werden. Daher hat Ihnen diese Zigarette auch nicht mehr gutgetan bzw. nicht mehr „geschmeckt“.

Was die Zigarettenindustrie über den Geschmack sagt:

Nachdem Sie nun mit dieser kleinen praktischen Übung selbst erkannt haben, dass Zigaretten wirklich scheußlich schmecken, schauen wir uns einmal an, was denn die Zigarettenindustrie selbst über den Geschmack intern so sagt.

Im Folgenden sehen Sie einen kleinen Ausschnitt aus einer internen Studie der Tabakindustrie, die herausfinden wollte, ob es sich überhaupt lohnt, am Geschmack der Zigaretten Veränderungen vorzunehmen. Die Alternative war, ob man nicht besser die Raucher einfach noch intensiver manipulativ überzeugen sollte, dass die Zigaretten gut schmecken würden, obwohl sie dies in Wirklichkeit ja gar nicht tun.

Schließlich hat das subjektive Geschmackserleben sehr viel mit der individuellen Wahrnehmung zu tun, die man psychologisch sehr gut beeinflussen kann. Suggerieren Sie einem Menschen oft genug und intensiv genug etwas Widerliches wäre eine Delikatesse, wird er am Ende Gefallen daran finden. Falls nicht, war einzig die Form der Manipulation noch nicht ausreichend. Das klingt zwar beängstigend, ist aber tatsächlich so.

Die folgende Aussage stammt aus einem Original-Dokument der Zigarettenindustrie und bestätigt weitestgehend auch die Manipulation der Wahrnehmung des Geschmacks:

„... Es gibt da jedoch ein kleines Problem mit dem ‚Geschmack'. Dieses Merkmal der Zigarette ist durch die Werbung vieler Marken mittlerweile so abgeschmackt worden, dass es gegenwärtig fast unmöglich ist zu erkennen, ob der Geschmack, von dem die Raucher/innen sprechen, etwas ist, das sie selbst einer Zigarette zuschreiben, oder ob es sich nur um die Wiedergabe irgendeiner Werbebotschaft handelt."

-> Die Tabakindustrie beschreibt, dass der Geschmack also entweder nur in die Zigarette vom Raucher hineininterpretiert wird, oder dass der Raucher einfach das als Geschmack annimmt, was ihm die Werbung manipulativ so eingeredet hat. Davon, dass es einen tatsächlich wohlschmeckenden Geschmack überhaupt geben könnte, wird in der ganzen Studie jedoch nicht gesprochen. Merkwürdig, nicht?

Erkennen Sie Ihre Marke am Geschmack? Wetten nicht!

Auch einer meiner früheren Dozenten kannte diese Dokumente. Bei einem Abendessen hat er mir spaßeshalber einmal verraten, wie man im Handumdrehen an einem Abend viele Hundert Euro mit einer simplen Wette gewinnen kann. Zu dieser lädt man ein paar überzeugte Rauchern ein:

Dazu muss man nur abends durch die Kneipen ziehen, in denen das Rauchen noch erlaubt ist, und Rauchern eine simple Wette anbieten. 100€ Einsatz werden für denjenigen verdoppelt, der aus einer Anzahl von verschiedenen Zigaretten seine Lieblingsmarke mit verbundenen Augen am „Geschmack“ erkennt. Wenn der Raucher es nicht schafft, zahlt er einem dafür dann 100€. „Hört sich quasi erst mal so nach 50:50-Chance an’, dachte ich damals. Doch weit gefehlt!

Er habe diese Wette selbst einmal in seiner Jugend ausprobiert und sei damals mit vielen Hundert Mark nach Hause gegangen bzw. gerannt, weil ein paar wütende Raucher hinter ihm her waren... „So naiv sind wir als Raucher also!“, dachte ich damals, doch leider ist es oft auch heute noch so.

Ich habe zwar diese Wette nie selbst gemacht, weil ich aus moralischen Gründen niemandem sein Geld mit so einem Trick aus der Tasche ziehen würde, ohne ihm dafür etwas Entsprechendes zurückzugeben, aber der Trick hat auch schon bei anderen Rauchern funktioniert.

So kam in einer Studie heraus, dass über 90% der Raucher „ihre Zigaretten” mit verbundenen Augen (wobei der Geschmacksinn sogar noch verschärft funktioniert!), eben nicht am „Geschmack“ erkannten. Und das wie gesagt bei den exakt gleichen Zigaretten, die sie sich z.T. schon seit vielen Jahren täglich etwa 18-mal oder öfters antaten.

Auch dies bestätigt wieder einmal, wie sehr die Zigarettenindustrie unser Denken als Raucher manipuliert hat.

P.S. Ich selbst hatte mir früher übrigens auch jahrelang eingebildet, dass mir meine Zigarettenmarke am besten schmecken würde. Heute weiß ich, dass ich wie Millionen anderer Raucher auch, einfach nur durch Naivität und Unwissenheit ein Opfer der Manipulation der Tabakindustrie war. Doch wir in Zukunft nie wieder! Durch den Umdenkprozess, den wir gerade vornehmen, werden wir nie wieder auf die leeren Werbelügen der Drogendealer hereinfallen!

Durchschauen wir weitere Marketinglügen der Drogendealer durchschauen und lassen hinderliche Glaubensmuster hinter uns!

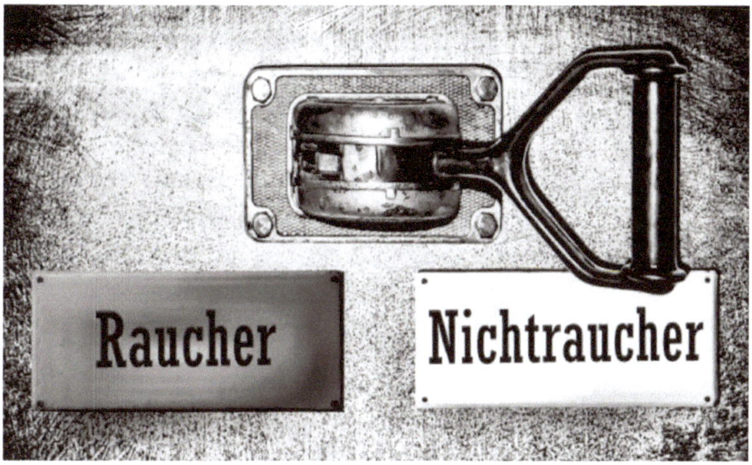

Nachdem wir nun die Marketinglügen von Genuss und Geschmack durchschaut haben, werden wir im Folgenden auch einmal kurz all die weiteren Werbelügen ums Rauchen hinterfragen.

Soweit nicht im Text genannt, stehen in Klammern dabei manchmal ein paar Zigarettenmarken, die dieses jeweilige Image ganz besonders verkaufen, um so die Psyche zu täuschen.

Werbelüge: Die zeitraubende Drogensucht wäre ein Plus an Entspannung *(z.B. Gauloises)*

Zigarettenwerbung behauptet oft, dass Rauchen entspannend für uns wäre. Tatsächlich wird man als Raucher, doch ständig nervös ohne Zigaretten, weil die Nerven ohne die Droge immer wieder Entzugserscheinungen haben. Durch die nervliche Sucht und den Glauben, man bräuchte diese Dinger, können Raucher ohne Zigaretten kaum noch entspannen. So wird man sofort unruhig, wenn man keine Zigaretten mehr hat. - Wo ist da also bitteschön das entspannte Leben, das man uns vorgaukeln möchte?

Dass das Rauchen rein gar nichts mit echter Entspannung, sondern nur mit dem Nachlassen der durch die Droge selbst verursachten Entzugssymptome zu tun hat, muss uns unbedingt klar sein, wenn wir dauerhaft frei bleiben wollen.

Nikotin an sich wirkt wie gesagt anregend und nicht entspannend. Als Raucher fühlt man durch die Sucht immer wieder eine innere Anspannung und Nervosität, die man als Nichtraucher gar nicht hätte. Man glaubt diese nur durch das Rauchen beseitigen zu können. Doch wenn man einmal zwei Wochen lang nicht mehr raucht, wird diese drogeninduzierte Nervosität der Entzugserscheinungen gänzlich verschwunden sein. Schließlich fließen dann unsere natürlichen Botenstoffe im Gehirn wieder ganz normal. – So wie früher, als wir noch Kinder waren und unabhängig von dem Drogenmist und der Stinkseuche waren.

Genau da werden wir wieder ankommen. Dann sind Sie körperlich frei und können wirklich entspannter leben, weil dieser ständige innere Druck nach Drogennachschub und diese ständige innere Unruhe endlich weg sind.

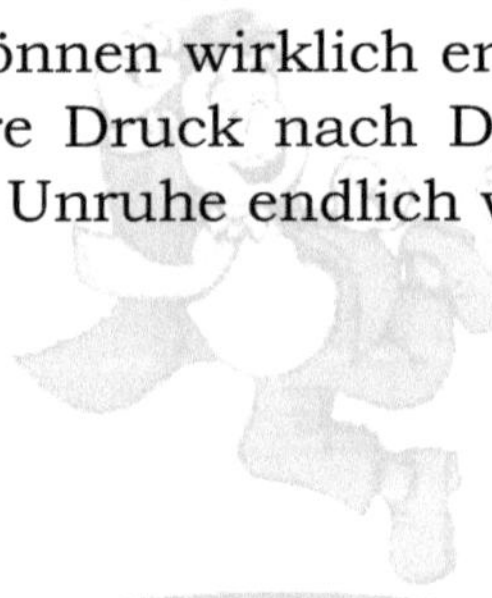

Werbelüge: Der Konsum eines giftigen Massentötungsprodukts würde uns individuell oder welterfahren machen

Davidoff und andere Marken vermarkten das Rauchen als etwas, das zu einer welterfahrenen Persönlichkeit dazugehören würde. Der Hintergedanke dabei ist, dass jeder Jugendliche, der diese welterfahrene Persönlichkeit noch nicht entwickelt hat, die in der Regel langjährige eine Drogensucht doch „einfach mal ausprobieren“ soll... Also wieder ein Motiv, das sich an Kinder und Jugendliche richtet, die erwachsen sein wollen.

Doch auch das ist nichts als eine weitere Werbelüge, denn man wächst in seiner Persönlichkeit natürlich nur, wenn man Stärke zeigt und sich selbst schützt, obwohl es andere falsch machen.

Alles, was durch das Rauchen passierte, war, dass wir jahrelang drogenabhängig und teilweise als Mitläufer in eine Sucht gefangen wurden, die uns daran hinderte, unseren eigenen Weg der individuellen Freiheit und Stärke wirklich zu gehen. Und genau das wusste die Tabakindustrie auch, als sie uns diesen unnützen Scheinköder hinschmiss.

Doch was hat das Rauchen eigentlich mit einer welterfahrenen Persönlichkeit zu tun?

Gar nichts! Wäre nämlich dieses *Davidoff*-Modell tatsächlich so welterfahren, hätte es schon längst wieder mit dem Rauchen aufgehört! Die nachahmenswerten Persönlichkeiten sind doch diejenigen, die es geschafft haben, sich vom Rauchen wieder loszulösen und nicht die, die weiterrauchen, obwohl sie wissen, dass es ihnen schadet.

Es macht einen Menschen doch wesentlich interessanter, wenn er sich weiterentwickelt, spätestens nachdem er gemerkt hat, dass das, was er bisher glaubte zu brauchen nur eine Lüge war. Eine Lüge, die darauf ausgelegt war, ihm mit einer Drogensucht auf Dauer sein Geld wegzunehmen.

Werbelüge: Das Konsumieren von abhängigkeitserzeugenden Stinkdrogen wäre cool, lässig oder würde erwachsen machen? *(z.B. Camel!)*

Als Jugendliche dachten wir das vielleicht, weil wir durch rauchende Stars in den Filmen manipuliert wurden und uns daher mit den Zigaretten erwachsener fühlen wollten.

Aber schauen wir uns heute doch mal die Kinder an, die rauchen. Als gutes Vorbild möchte man denen doch am liebsten sagen: „Lass Dich nicht verarschen! Du brauchst dieses Dich ständig pleite machende, mentale Hindernis nicht, um erwachsen zu werden!"

Werbelüge: Der potenzkillende und hautalternde Giftgestank wäre Luxus *(Davidoff oder Per de luxe)*

Manche Marken versuchen uns die oft finanzielle Probleme machende Mundgeruch-Drogensucht sogar noch als einen „Luxus" zu verkaufen, den wir uns „gönnen" sollten. Doch gerade echten Luxus kann man sich als Raucher viel weniger leisten, weil man über die Jahre letztlich ein Vermögen für die Zerstörung der eigenen Gesundheit bezahlt.

Welche Summen dabei über die Jahre für die stinkenden Gesundheitsvernichter und Geschmacksbremsen zusammen kommen, werden wir uns im Kapitel 13 noch näher anschauen. Fakt ist, man verzichtet als Raucher auf Luxus.

Werbelüge: Die Abhängigkeit wäre ein Statussymbol

Marke Lord und andere Zigarettenmarken versuchen uns mit dem Rauchen ein besonderes Image und Statussymbol zu verkaufen. Doch wer keinen hohen sozialen Status hat, hat ihn heutzutage als Raucher garantiert auch nicht! Raucher werden doch heute eher sozial geächtet, von vielen als Süchtige abgewertet und immer mehr ausgegrenzt.

Werbelüge: Die zur Ausgrenzung und sozialen Ächtung führende Sucht würde einen kontaktfreudig machen
(West, Gauloises, Lucky Strike)

Viele Raucher haben unbewusste Hemmungen gegenüber Nichtrauchern, weil die Kleider und Haare nach dem Zigarettengestank riechen und sie einen unangenehmen Atem durch das Zeug haben.

Psychisch kann sich das auch so bemerkbar machen, dass im Kopf von manchen Rauchern das Bild vom Nichtraucher ins Negative („alles Spießer usw.") gezogen wird, nur um sich nicht eingestehen zu müssen, dass man selbst abhängig ist.

Doch fast 80% der Menschen auf dieser Welt sind Nichtraucher. Glauben Sie wirklich, dass es Sie sehr kontaktfreudig macht, wenn Sie innerlich sauer auf 80% der Menschen sind, nur weil Sie sich als Raucher permanent sozial geächtet fühlen?

Wenn man andere Menschen ansprechen will, gibt es übrigens viel bessere Möglichkeiten als: ‚Hast Du mal Feuer?" in einer Welt, in der es immer weniger Menschen gibt, die noch Lust auf diese Giftsucht haben.

Falls das für Sie ein Problem sein sollte, hilft Ihnen sicher eine gute Hypnose für echtes Selbstvertrauen und mehr Kontaktfreudigkeit viel besser weiter als das Verdrängen des Problems mithilfe der Krebsstängel. Zumindest habe ich in meiner Praxis sehr oft erlebt, wie Menschen auf einmal freier und kontaktfreudiger wurden, nachdem sie für sich förderliche Dinge verinnerlicht hatten.

Werbelüge: Ein krankmachender Giftkonsum würde einen selbstbewusst und stark machen (Marlboro)

Zigarettenwerbung dichtet Rauchern in Filmen und Werbeplakaten meist ein Image von Selbstbewusstsein an. Man stellt sie als mutige, selbstbewusste Persönlichkeiten dar. Doch die meisten Raucher haben Angst vor dem Aufhören! Wo ist denn da das echte Selbstbewusstsein und all die vorgegaukelte innere Stärke?

Also, wenn ich 10, 20 oder gar 30 Jahre lang etwas konsumiere, das einem Macht und Stärke verspricht, muss sich diese Wirkung doch zumindest irgendwann mal entfalten. Nicht wahr? Es sei denn, dass auch das wiederum nichts als eine Werbelüge ist.

Ich werde es Ihnen verraten, wo die Stärke ist: Nachdem Sie mit dem in Wahrheit Sie schwächenden Nervengift wieder aufgehört haben, werden Sie diese selbst bei sich wieder bemerken. Sie werden innerlich stolz auf sich und zufrieden sein, etwas geschafft zu haben, was Sie sich schon lange vorgenommen hatten.

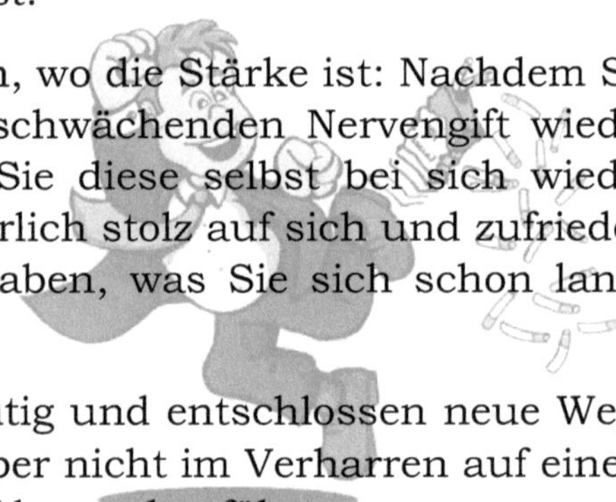

Dadurch, dass Sie nun mutig und entschlossen neue Wege gehen, werden Sie stark! Aber nicht im Verharren auf einem Schiff, das gerade auf den Abgrund zufährt.

Werbelüge: Das zeitraubende und die Gehirndurchblutung drosselnde Einatmen von Verbrennungsgiften würde einen erfolgreich machen

Marlboro, Ernte23, Davidoff und viele andere Marken verkaufen einem das Inhalieren von giftigem Rauch als etwas, das angeblich zum Erfolg gehören würde. Auch dies ist nichts als ein frei erfundener Werbeunsinn der Drogendealer.

Wie soll uns eine krankmachende Drogensucht erfolgreich machen, wenn sie uns täglich knapp zwei Stunden

Zeitverschwendung, dazu noch soziale Ächtung und zahlreiche gesundheitliche Nachteile bringt?

Auch das Drosseln der Gehirndurchblutung durch tägliches Kohlenmonoxid macht uns garantiert nicht schlauer und erfolgreicher!

Aus mehreren Studien wissen wir zudem, dass es Raucher sehr viel schwerer haben, beruflich voranzukommen, wie Nichtraucher. Im Bevölkerungsdurchschnitt liegen Raucher in ihrem beruflichen Erfolg weit unter dem Durchschnittsverdienst von Nichtrauchern. Es rauchen viel mehr die unteren sozialen Schichten als Topverdiener, wie man uns in Filmen vorgaukeln will.

Nochmals: Würde etwas tatsächlich zu mehr Erfolg beitragen, würde man dies doch nach 20 oder 30 Jahren des täglichen Konsums irgendwann bemerken. Irgendwann müsste ein Erfolgsbooster doch endlich mal zu dem Erfolg führen, den er verspricht. Ich denke auf den „Erfolg“ eines qualvollen Lungenkrebses am Ende einer Raucherkarriere, können wir gerne verzichten. - Der einzige Erfolg, den man beim Rauchen anstreben sollte, ist der sich endlich von der Sucht zu befreien!

Wenn Sie danach wirklich Ihren Erfolg steigern und weniger Stress haben möchten, empfehle ich Ihnen mein Buch „Unzerstörbare Stärke – mache Dein Leben zum Erfolg!“ oder ein anderes gutes Buch für mehr innere Stärke. So etwas bringt Sie wirklich innerlich weiter und hilft Ihnen tatsächlich, erfolgreicher zu werden. Sowohl privat als auch beruflich. Das richtige Mindset kann Sie wirklich weiterbringen, statt sich mit den Ausreden, Beschwichtigungen und Rechtfertigungen einer Sucht an der Weiterentwicklung zu hindern. Jeder kann mit den richtigen Gedanken echte innere Stärke, mehr Erfolg und Gelassenheit entwickeln. – Aber niemals durch die mentale Fessel an eine krankmachende und unnötig zeitfressende Droge! Das haben wir in Zukunft nie mehr nötig!

Werbelüge: Die Stinkseuche wäre sexy

Polo und West werben teilweise sogar mit Sex. „Für längere Quickies“ hieß es vor gar nicht allzu langer Zeit auf erotischen Werbeplakaten von West. Vordergründig wurde doppeldeutig für längere Zigaretten geworben. Doch in Wirklichkeit wurde durch das Bild der Werbung die impotent machende und abturnende Stinkdrogensucht als Mittel für mehr Sex ins Unbewusste transformiert.

Durch das erotische Bild des Werbeplakats und die zweideutige Formulierung sollte unser Unterbewusstsein glauben, als Raucher wären wir besser im Bett oder hätten längeren Sex, obwohl es tatsächlich genau umgekehrt ist!

Dass hier bekanntlich das Gegenteil der Fall ist, dürfte nichts Neues für Sie sein:

Rauchen vermindert die sexuelle Leistungsfähigkeit bis hin zur Impotenz! Auch wenn mancher Raucher das nicht gerne hört, aber es ist die Wahrheit. Bevor ich zur Entwicklung meiner heutigen professionellen Raucherentwöhnung kam, hatte ich einige hundert Raucher in stundenlangen, intensiven und ganz persönlichen Einzelsitzungen entwöhnt. Dabei lernte ich in einer offenen und ehrlichen Atmosphäre sehr viele Raucher kennen, die unter vier Augen zugaben, tatsächlich ein Problem mit ihrer Potenz zu haben. Manche wollten sogar eine Hypnose zur Steigerung der sexuellen Potenz, die ich fairerweise aber erst mal aufschob. So etwas ist mit Hypnose zwar möglich, aber ich riet ihnen erst einmal ein paar Monate als Nichtraucher abzuwarten. Fast alle von ihnen berichteten mir dann einige Monate nach der Entwöhnung, dass sich nun auch ihre Potenz wieder um einiges verbessert hatte. Es war bei bisher keinem einzigen eine Hypnose diesbezüglich erforderlich.

Die gleiche Erfahrung der Potenzsteigerung haben übrigens auch Raucher gemacht, die vorher dachten, sie wären schon ganz gut im Bett. Nachdem sie dann mit dem Rauchen aufgehört hatten, bemerkten sie aber, dass es mit der besseren Durchblutung als Nichtraucher noch besser geht. Lassen Sie sich also überraschen... ;-)

Werbelüge: Das Suchtgift würde einen selbstbestimmt machen (Marlboro, Gauloises)

Das ist eine der perfidesten Marketing-Lügen überhaupt und wieder einmal typisch für die Tabakindustrie: Sie wirbt mit genau dem, was sie uns durch die Drogensucht wegnimmt.

Als Raucher sind wir definitiv nicht selbstbestimmt, sondern in hohem Maße durch die Sucht fremdbestimmt. Außerdem wurden wir unterschwellig manipuliert bis zum Anschlag, ohne es zu merken. Rauchen ist eine Abhängigkeit, die uns jeder Freiheit und wahren Selbstbestimmung beraubt und uns sogar so weit bringt, uns selbst und andere mit „Raucherweisheiten", Beschwichtigungen und Rechtfertigungen anzulügen. Wenn ein Raucher etwas garantiert nicht mehr ist, dann selbstbestimmt!

Doch diese Zwangshandlung und all die Fremdbestimmung enden nun. Endgültig! Ab sofort werden Sie wieder der Chef Ihres Lebens und nicht mehr dieses kleine Stück Gift, das Sie nach und nach finanziell ausrauben und krank machen wollte.

Werbelüge: Rauchen würde zum Pause machen gehören

Auch das ist eine weitere Werbelüge, die uns täglich eine bis zwei Stunden unserer wertvollen Zeit durch überflüssige Zwangspausen stielt. Als Raucher machen wir nämlich nur so oft Pausen, weil wir die Sucht befriedigen müssen. Ohne Zwangspause für den Drogennachschub wird für Raucher das permanente Entzügchen oft so stark, dass es die Aufmerksamkeit und Konzentration beeinträchtigt.

Freuen Sie sich, denn all das wird nun für Sie der Vergangenheit angehören! Als Nichtraucher ist dieser Dauerentzug und all der stressverursachende Zeitverlust bald für immer vorbei.

Werbelüge: Die Abhängigkeit wäre Freiheit *(Marlboro & Co.)*

Mit dem gesunden, logisch denkenden Menschenverstand betrachtet ist das absolut irre: Die Drogendealer nehmen Menschen jede Freiheit! Oder ist es etwa Ihr größter und sehnlichster Wunsch am Flughafen in einen Stinkbereich zu stehen oder im kalten Winter vor die Tür zu müssen? Sicher nicht! Und es ist auch nicht Ihr „freier Wille“ täglich über eine drogeninduzierte Zwangshandlung Gift zu brauchen, nach dem Sie stinken und das Ihrer Gesundheit, Psyche, Ihrem Ansehen, Aussehen und Ihren finanziellen Rücklagen schadet.

Als Raucher sind wir absolut nicht frei, denn man muss wegen der Drogensucht Tag für Tag immer wieder rauchen, ob man will oder nicht! Das Rauchen ist wie gesagt eine Abhängigkeit und dies ist das Gegenteil von Freiheit!

Es ist eine der paradoxesten Lügen der Tabakindustrie dem Raucher Freiheit zu versprechen. Man versucht ihm quasi genau das vorzugaukeln, was ihm durch die Zigaretten letztlich fehlen wird. Sucht ist wie ein inneres Gefängnis, in dem man mental und nervlich gefangen ist, solange bis man entscheidet, dies nicht mehr weiter für sich zu akzeptieren. So lange man als Raucher jedoch noch an diese Marketinglüge glaubt, sitzt man wie eingesperrt in einem kalten, grau-schwarz verkohlten mentalen Knast. Aus diesem werden wir nun ausbrechen. Sie werden dann erleben, wie schön Ihr Leben in echter Freiheit wieder ist! ☺!

Werbelüge: Zigarettenmundgeruch und bei anderen Brandlöcher zu verursachen, würde gesellig machen *(West & Co.)*

Fragen Sie doch mal einen Nichtraucher, für wie gesellig er es hält, wenn man bei ihm im Wohnzimmer eine Zigarette anzündet. Kaum einer wird das für gesellig halten!

Raucher werden heute immer mehr gesellschaftlich ausgegrenzt und geächtet. Sie müssen selbst im kalten Winter oder bei Regen wie ein Aussätziger vor die Tür. Das geht teilweise sogar bis hin zu disziplinarrechtlichen Maßnahmen, wenn sie in der Arbeitszeit rauchen, wo es immer mehr untersagt wird. Man wird als Raucher schief von Nichtrauchern angeschaut und wegen seiner Sucht oft alles andere als wertgeschätzt.

Kein Wunder, dass man da in der Not zusammenhält, aber mit echter Geselligkeit hat das nichts zu tun! Sollten Sie es als künftiger Nichtraucher je vermissen, sich im kalten Winter oder bei Regen immer wieder vor die Tür stellen zu müssen, können Sie dies ja gerne auch weitertun. Ich glaube allerdings nicht, dass dies der Fall sein wird, alle Ex-Raucher, die ich kenne, sind froh, dass diese zu ständig schlechtem Gewissen führende Drogenseuche vorbei ist.

Fazit:

Wie Sie sehen, gibt es bezüglich des Rauchens unzählige Marketinglügen der Tabakindustrie, die uns zur psychischen Abhängigkeit bringen sollen.

Nachdem wir diese Manipulation ums Rauchen nun erkannt haben, verliert sie mehr und mehr ihre Macht über uns.

Das ist ein ganz wichtiger Schritt zur mentalen Freiheit und der Klick, den Sie sich so sehnlichst gewünscht haben.

Die Marketinglügen der Drogendealer führen leider oft zu suchtfördernden Gedankenmustern. Da deren Infragestellung sehr wichtig ist, empfehle ich Ihnen dieses

Kapitel irgendwann noch ein zweites Mal zu lesen. Tun Sie dies bitte, damit es sich wirklich tief und fest bei Ihnen einprägt, denn unser Gehirn lernt schließlich durch Wiederholung.

So wie die Tabakindustrie diese Werbelügen so oft wiederholt hat, bis wir sie teilweise unbewusst für wahr gehalten hatten, so müssen wir die Wahrheit nun auch einige Male wiederholen, damit Sie langfristig Nichtraucher bleiben.

Stellen Sie bitte <u>jeden</u> positiven Gedanken bezüglich der Stinkdrogenseuche nun selbst weiter infrage und verändern Sie ihn!

Werten Sie den Suchtstoff ab und Ihr freies Leben als Nichtraucher auf.

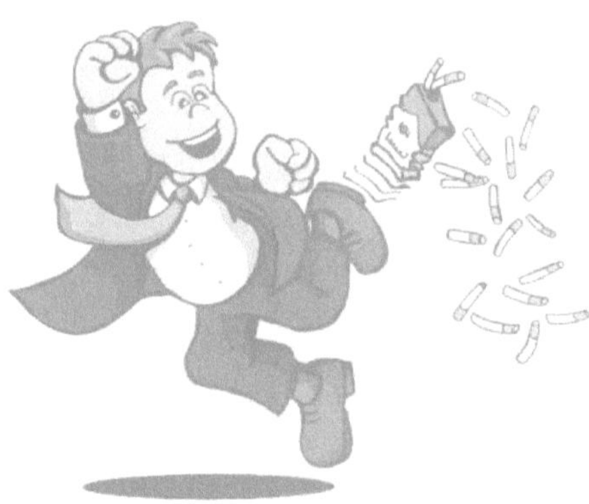

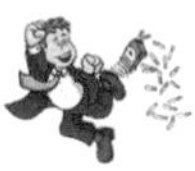

Aufhören ohne Entzugserscheinungen

Im Folgenden werden wir uns nun damit beschäftigen, wie wir die Sucht am einfachsten wieder loswerden, ohne uns dabei im Kopf selbst Entzugserscheinungen zu machen.

„Selbst Entzugserscheinungen machen"? - Ja, Sie haben richtig gelesen:

Einen Teil der Entzugserscheinungen machen sich Raucher nämlich unbewusst selbst durch falsche Glaubenssätze und hinderliche Fehlgedanken!

Aus der Medizin kennen wir den so genannten **Placebo-Effekt**. Das ist ein Heilungseffekt, der allein dadurch zustande kommt, dass ein Patient an die Heilung durch eine Maßnahme oder ein (Schein-)Medikament glaubt. Die durch unseren Glauben zustande kommende Selbstheilungskraft unserer Psyche ist enorm. Sie ist so groß, dass heutzutage Medikamente bei der Zulassung erst einmal beweisen müssen, dass sie eine höhere Wirksamkeit als für den Körper wertlose Zuckerpillen haben, die einer Kontrollgruppe gegeben wird.

Wenn allein der Glaube an ein Medikament, das tatsächlich jedoch gar keinen Wirkstoff enthält, tatsächlich nachweislich in der Medizin immer wieder zu echten Heilungen führt, dann erkennen wir daran den enormen Einfluss unserer eigenen Gedanken auf unseren Körper. Dieser gilt natürlich umso mehr auf unsere Nerven. So können beispielsweise bei leichten und mittelschweren Depressionen Placebos in den meisten Fällen sogar problemlos mit echten antidepressiven Medikamenten mithalten.

Wenn also der Glaube des Menschen (heutzutage unstrittig belegt) sogar Depressionen heilen kann, kann ein falscher Glaube dann auch solche hervorrufen?

Genau das fragte ich mich, als ich das erste Mal davon gehört hatte. Und ich kann Ihnen heute sagen: Er kann es!

Was wenige beim Rauchen aufhören beachten, ist dass dieser enorme Effekt des Glaubens auch in entgegen gesetzter Richtung wirken kann! Dies nennt man in der Medizin den **Nocebo-Effekt**. Dieser besagt, dass Menschen Nebenwirkungen oder Symptome zum Teil selbst unbewusst durch ihre eigene Psyche produzieren, wenn ihnen nur glaubhaft genug versichert wird, dass es zu diesen Symptomen kommen wird.

Wer dies beim Rauchen aufhören nicht beachtet, kann unter Umständen durch schädliche Fehlgedanken oder übertriebene Fehlinformationen Entzugserscheinungen unbewusst selbst produzieren. So nehmen manche Menschen beim Rauchen aufhören „Entzugserscheinungen" wahr, für die es objektiv keinerlei biologische Grundlage gibt. Diese „Entzugserscheinungen" konnte ich in unzähligen Gesprächen mit Rauchern auf meinen Seminaren und Therapien schon ausschalten; allein durch die Richtigstellung einiger Glaubenssätze, die diese Menschen hatten.

Wenn wir als Raucher beispielsweise die vorgenannten Marketinglügen der Drogendealer innerlich immer noch (zumindest zum Teil) glauben und für uns nicht umdefiniert haben, können diese zu solchen hinderlichen Glaubensmustern führen. Durch diese Fehlannahmen produziert dann wiederum unsere Psyche zum Teil „Entzugssymptome", die objektiv gesehen jedoch gar keine Entzugssymptome vom Nikotin sind.

Wenn wir beispielsweise glauben, dass uns das Rauchen beruhigt und wir ohne Zigaretten nicht zur Ruhe kommen, werden wir im Entzug unruhig und nervös. Unter Umständen können wir durch dieses Glaubensmuster sogar echte Schlafstörungen bekommen. Ich kann Ihnen jedoch versichern, dass 99% meiner Seminarteilnehmer sogar mitten in der schlimmsten Entzugsphase wunderbar schlafen, weil wir diese falschen Glaubensmuster grundlegend und richtig in die Tiefe gehend auflösen.

Warum sollten Sie also nun Schlafstörungen beim Rauchen aufhören bekommen? Glauben Sie bitte nicht an solche Symptome, denn sonst werden Sie diese mit Sicherheit auch bekommen.

Andererseits glauben manche Raucher, sie bräuchten ihre Zigaretten, um morgens durch sie angeregt in den Tag starten zu können.

„Wie bitte?", frage ich hier an der Stelle meine Seminarteilnehmer immer. „Man nehme also als Raucher morgens aus der Zigarettenschachtel eine Zigarette, die einen anregt und im Stress holt man sich dann aus genau der gleichen Schachtel eine Zigarette, die beruhigt?"

Dann sage ich oft ein wenig ironisch: „Na, dann muss man als Raucher ja ganz schön aufpassen, dass man immer die jeweils Richtige aus der Schachtel herausholt. ;-) Denn stellen Sie sich bitte einmal vor, ich würde als Raucher morgens aus Versehen die Beruhigende aus der Schachtel herausholen. Dann würde ich ja von ihr gleich noch mehr müde, als ich ohnehin noch bin. Oder stellen wir uns vor, ich würde beim Stress aus Versehen die angeblich Anregende erwischen. Dann würde ich ja völlig ausflippen, weil ich durch diese Zigarette im Zustand der ohnehin schon vorhandenen Erregung noch mehr angeregt würde..."

Wissen Sie, warum so etwas einem Raucher noch nie passiert ist?

Ganz einfach: Weil der allergrößte Effekt einer Zigarette im Grunde genommen nichts anderes ist als ein einziger Placebo-Effekt!

Wir selbst MACHEN durch unsere Vorstellung, uns jetzt zu beruhigen, unbewusst die Beruhigung, bzw. die Anregung, wenn wir uns dies vorstellen. Nichts anders.

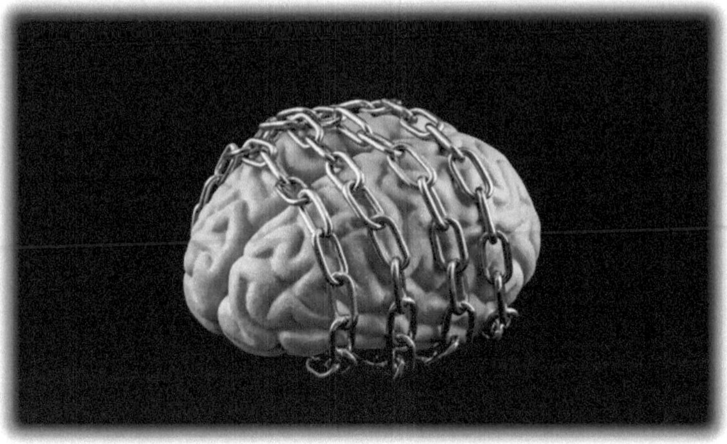

Kein Medikament kann einmal auf die eine Weise wirken und ein anderes Mal auf die komplett gegensätzliche Weise - so wie man es gerade braucht…!

Dies zu erkennen ist immens wichtig, weil man sonst unter Umständen unnötig leidet, wenn man an eine vom Drogendealer dem überflüssigen Stinkstängel angedichtete Wirkung glaubt, die dieser unsinnige Giftdreck jedoch in Wirklichkeit gar nicht hat.

Würden wir nun weiter an den uns immer wieder vorgekaukelten Genuss beim Rauchen glauben, hätten wir das Gefühl, auf etwas verzichten zu müssen, wenn wir die unnützen Geschmacksbremsen künftig einfach weglassen. Und genau dieses Verzichtgefühl muss nicht sein!

Entzugserscheinungen nicht übertreiben!

Es gibt selbstverständlich auch ein paar leichte, tatsächliche Entzugserscheinungen von der Droge Nikotin. Diese hat man als Raucher immer, wenn man einmal für ein paar Stunden nicht rauchen kann.

Doch diese Entzugserscheinungen sind in Wirklichkeit sehr leicht. Also sollten wir in unseren Gedanken auch kein Drama daraus machen, denn sonst steigern wir uns beim Rauchen aufhören durch unsere Gedanken unsinnigerweise in etwas hinein, was sich am Ende viel, viel schlimmer anfühlt, als der tatsächliche Entzug in Wirklichkeit ist.

Wichtig ist zu beachten, dass ich nicht behaupte, dass Raucher, die ohne fremde Hilfe aufhören, diese Entzugserscheinungen nicht wirklich spüren. Sie spüren sie tatsächlich. Nur ist der größte Teil der wahrgenommenen Entzugserscheinungen durch die eigene Psyche selbst produziert. Diese können nachweislich, wie ich es bei tausenden von Menschen immer wieder erlebt habe, durch andere Gedanken einfach von einem auf den anderen Moment ausgeschaltet werden. Und das komplett ohne Medikamente!

Stellen Sie sich bitte einmal vor, wie bei meinen Seminaren über 90% der Menschen nach der Hypnose mit leuchtenden Augen und einem erleichternden Lächeln im Gesicht, gut gelaunt nach Hause gehen. Und das, obwohl sie inzwischen schon über 9 Stunden nicht geraucht haben und rein biologisch mitten in der schlimmsten Phase des Entzugs sein müssten. Fakt ist, dass wir es durch eine massive positive psychologische Beeinflussung und intensives Umdenken hinbekommen können, dass tausende Teilnehmer GAR KEINE Entzugserscheinungen wahrgenommen haben. Andererseits lese ich in Nichtraucherforen immer wieder, wie es Menschen, die genau den gleichen biologischen Entzug haben, richtig schlecht geht und diese Kopfschmerzen, Schlafstörungen, bis hin zu Depressionen haben.

Noch ein Wort zu Medikamenten:

Natürlich können diese, ebenso wie Akupunktur und einige weitere am Körper ansetzende Verfahren die tatsächlichen Entzugserscheinungen des Nikotins ausschalten. Deshalb wenden wir diese bei unserer ganzheitlichen Raucherentwöhnung teilweise auch zur Unterstützung der Nerven an. Auch wir helfen zur Not mit Akupunktur. Es schaffen jedoch auch ganz viele unserer Teilnehmer, die diese Dinge gar nicht in Anspruch nehmen, komplett ohne Entzugserscheinungen aufzuhören. Allein die Auflösung der Sucht durch Hypnose und weitere psychologische Verfahren reichte meistens schon aus, dass tausende von Menschen bei uns gar keine körperlichen Entzugssymptome hatten.

Tatsache ist also, dass es zwar Entzugserscheinungen gibt und wir zur Not auch etwas gegen sie tun können, wir sie aber keinesfalls überdramatisieren dürfen, weil es uns sonst psychisch beim Rauchen aufhören richtig schlecht geht.

Viele Raucher, die das nicht verstanden oder nicht wirklich verinnerlicht haben, erleben dann Verzichtgefühle, Gereiztheit oder werden für andere unausstehlich. Sie glauben die Zigarette helfe ihnen, weil sie uns ja das sofortige Nachlassen der Entzugssymptome verschafft. Daher meinen sie, es würde ihnen ohne das Rauchen etwas fehlen.

Was hier für eine Übergangszeit tatsächlich noch fehlt, sind die natürlichen Beruhigungsbotenstoffe im Gehirn. Sie erinnern sich: Die wohltuende leise Musik im Gehirn kann man, solange man noch raucht, nicht mehr hören. Man hat ja diese Ohrenstöpsel gegen das laute Nikotin in den Nervenohren. Dadurch fließen die Botenstoffe nicht mehr so natürlich und man hat als Raucher eine Zeit lang das subjektive Gefühl, man bräuchte Zigaretten, um sich wohlzufühlen.

Dass das, was da jedoch eigentlich fehlt, das Hören der ganz normalen Botenstoffe im Gehirn ist, die nur durch die

Zigarette selbst fehlen, weiß man in der Regel aber erstmal nicht. Wenn wir jedoch einmal dieses leichte innere Leeregefühl als kurzfristigen Nikotinentzug anerkennen und es konsequent nur noch ein einziges Mal durchstehen, sind wir es nach kurzer Zeit schon für immer los. Die natürlichen Botenstoffe fangen wieder an, mehr und mehr zu fließen. Es spielt dann Tag für Tag wieder mehr der wohltuenden Beruhigungsmusik im Gehirn und wir sind wieder frei.

Wenn Sie dazu jetzt auch noch Ihre Gedanken übers Rauchen ändern, sind Sie schon nach kurzer Zeit dauerhaft besser gelaunt als zu Raucherzeiten. ☺

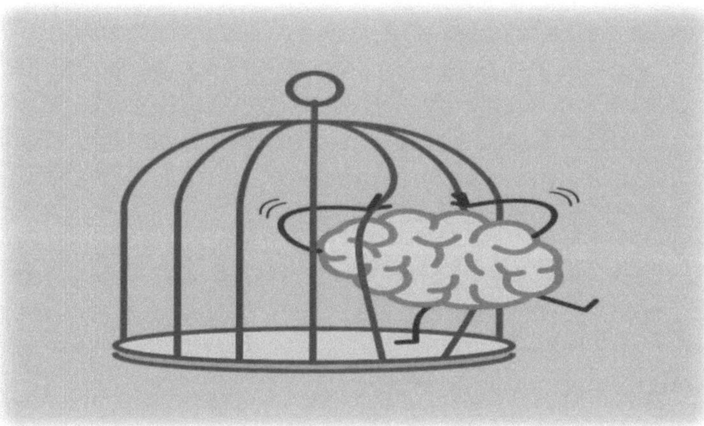

Fazit:

Rauchen gibt einem, solange man noch abhängig ist, immer nur ein minimales, kurzfristiges Hoch, und zwar dadurch, dass es ein kleines Gefühlstief beseitigt. **Dieses kleine Tief hat das Nikotin jedoch selbst verursacht!** Es entstand durch die Entzugserscheinungen der Droge. Wenn Sie jetzt endgültig mit dem Drogengift aufhören, wird dieses ständig nach jeder einzelnen Zigarette wiederkehrende Entzugstief dauerhaft beseitigt, anstatt nur kurzfristig! Am Ende wird das Rauchen dann für Sie als Nichtraucher vollkommen überflüssig sein!

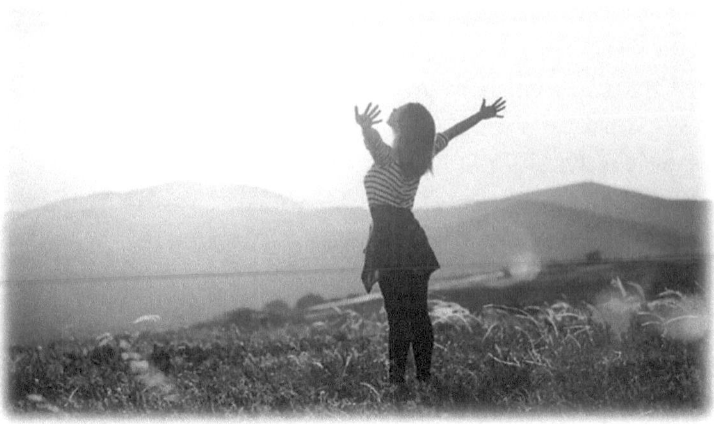

Angstfrei aufhören = fast entzugsfrei aufhören

Solange man das alles noch nicht weiß, hat man als Raucher oft Angst vor dem Aufhören. Man glaubt unbewusst, dabei auf etwas ganz Wertvolles verzichten zu müssen, was jedoch letztlich vollkommen überflüssig für unseren Körper ist.

Allein aus dieser Angst heraus produziert man dann als Raucher bestimmte (oft Stress-)Symptome, die nichts - und ich betone nochmals - rein gar nichts mit dem eigentlichen Nikotinentzug zu tun haben!

Die meisten Symptome, die bei einem Aufhörversuch auftreten, sind keine Entzugserscheinungen des Nikotins. Sie sind lediglich unbewusst selbst erzeugte Symptome aufgrund mangelnder oder noch nicht ausreichend intensiver Vorbereitung der eigenen Psyche auf den endgültigen Ausstieg aus der Sucht. Die Psyche ist in diesem Fall dann noch nicht so weit und produziert genau deshalb diese Symptome.

Doch das Schöne ist, und ich habe es wie gesagt bei abertausenden von Rauchern, die ich live durch den Aufhörprozess begleitet habe, immer wieder erlebt, dass

JEDE/R innerlich soweit kommen kann, von einem Moment auf den anderen innerlich das Rauchen loslassen zu können.

Ich kann zwar durch dieses Buch hindurch nicht einfühlsam spüren, was Sie gerade brauchen, um Ihnen dann ganz genau die für Sie passenden Gedanken mitzugeben, wie ich es in meinen Seminaren kann. Aber es gibt dafür einen anderen Menschen, der dies kann: Sie selbst!

Das mag sich für manchen zwar erst einmal unglaublich anhören, ist aber tatsächlich so. Deshalb lassen Sie sich bitte einmal auf diesen Gedanken ein. Viele Entzugssymptome sind letztlich das Ergebnis von psychischem Stress, den jedoch nur derjenige beim Aufhören empfindet, der glaubt, dass das Rauchen für ihn wertvoll wäre.

Die meisten Menschen können sich solche Symptome sogar auf Kommando selbst machen. Stellen Sie sich beispielsweise folgendes vor:

Ein glaubwürdiger Koch würde Ihnen direkt nach dem Essen erzählen, dass es ihm leidtue, aber er glaube, dass dieses Essen, das Sie gerade gegessen hätten, mit Salmonellen vergiftet gewesen wäre. Angenommen, Sie würden ihm tatsächlich glauben, dann werden Sie höchstwahrscheinlich ein Gefühl von Übelkeit empfinden. Manch einer würde sich vor Übelkeit vielleicht sogar übergeben oder sich zumindest richtig schlecht fühlen.

Doch fünf Minuten später stellt sich heraus, dass es doch nicht das verdorbene Essen war, dass Sie gegessen hatten, also Ihr Essen in Ordnung war. Für diese Übelkeit hat es also keinerlei körperliche Grundlage gegeben, sondern allein durch Ihre Gedanken, etwas Verdorbenes gegessen zu haben, wurde Ihnen übel. — Ist das verständlich?

Wenn Sie dieses Beispiel nachvollziehen können, dann können Sie sicher auch nachvollziehen, dass beim Aufhören mit dem Rauchen letztlich nichts anderes geschieht.

Wenn jemand glaubt, er habe starke Entzugssymptome beim Aufhören, dann wird er auch solche empfinden. Doch die meisten davon haben in aller Regel keinerlei körperliche Ursache.

Mit Anlauf in die Freiheit!

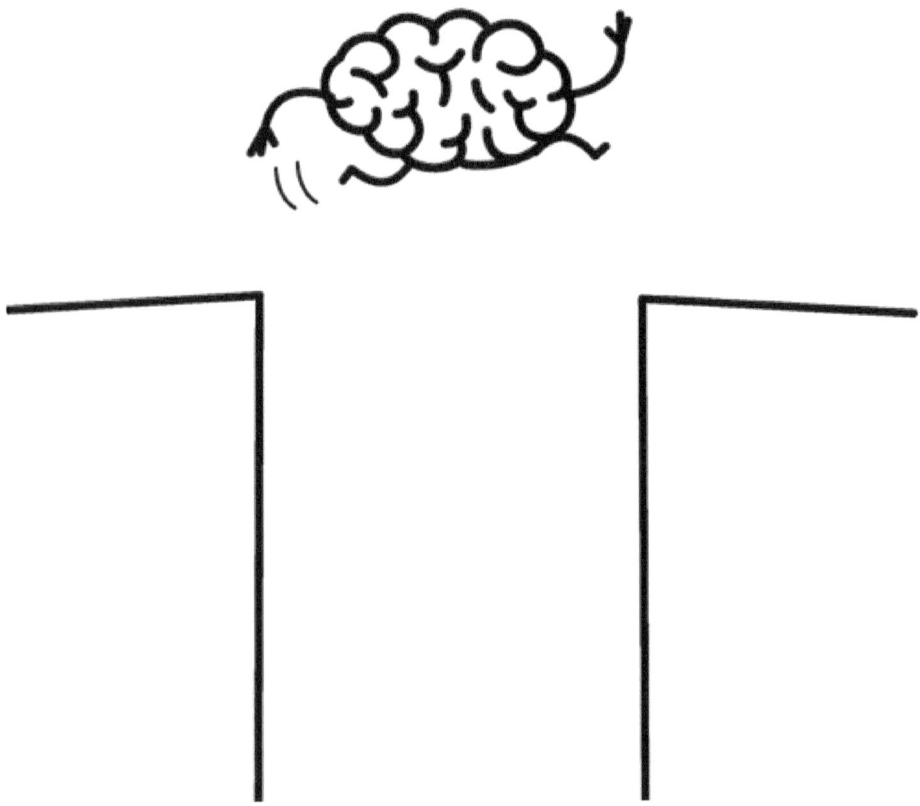

Kapitel 10
DAS „ENTZÜGCHEN“

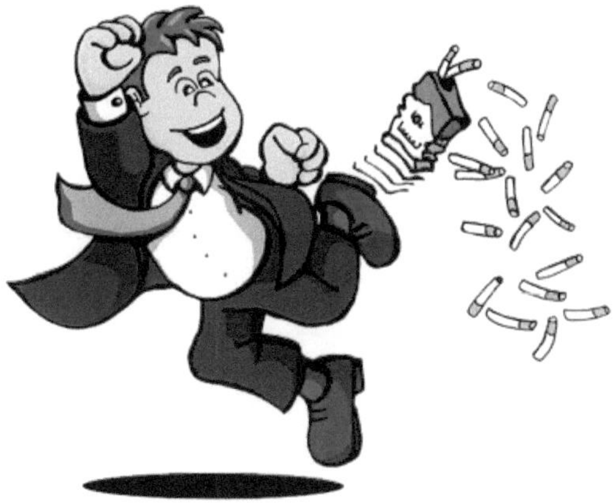

Den Entzug durch die eigenen Gedanken nicht schlimmer zu machen als er ist, ist bereits die halbe Miete!

Sie haben es schon einmal es geschafft, acht Stunden oder auch noch länger, nicht zu rauchen. Die meisten Raucher schaffen das jede Nacht, ohne vom Entzug, den man dabei hat, aufzuwachen. Interessanterweise sind jedoch die Entzugserscheinungen des Rauchens in den ersten Stunden am stärksten.

Hieran können Sie schon mal sehen, dass die tatsächlichen Entzugserscheinungen absolut harmlos sind, wenn man als Raucher nicht einmal davon aufwacht. Daher werde ich künftig auch gar nicht mehr weiter von einem „Entzug“ wie bei einer starken Droge sprechen, sondern von einem harmlosen „Entzügchen” — denn mehr ist es in Wahrheit auch nicht.

Nun aber ein paar Fragen an Sie:

Erinnern Sie sich noch an einen Tag bzw. eine Nacht, an dem/der Sie einmal 8 bis 9 Stunden lang nicht geraucht haben, z.B. weil Sie sonntags vielleicht lange ausgeschlafen haben?

Wie ging es Ihnen dabei?

- War Ihnen zum Sterben zumute?
- Litten Sie dabei unter fürchterlichen Schmerzen?
- Hatten Sie starken Tränenfluss oder fürchterliche Bauchkrämpfe?
- Konnten Sie noch klarsehen?
- Haben Ihre Hände gezittert wie bei einem Spiegeltrinker/Alkoholiker, der keinen Alkohol mehr bekommt?
- Haben Sie weiße Mäuse oder andere Halluzinationen gesehen?
- Bekamen Sie Durchfall und kamen nicht mehr vom WC herunter?
- Hatten Sie sich aufdrängende Selbstmordgedanken?
- Mussten Sie in die Psychiatrie?
- Bekamen Sie lebensbedrohliches Fieber?
- Mussten Sie um Luft ringen, um nicht zu ersticken?

Nein? - Nichts davon?

Gut! Also, können die Entzugserscheinungen dann tatsächlich so schlimm sein, wie man sie als Raucher oft befürchtet?

Bestimmt haben Sie kein einziges dieser Entzugssymptome gespürt, die allesamt bei harten Drogen jedoch tatsächlich auftauchen. -> Dann können Sie schon mal beruhigt sein, denn dann haben Sie jetzt, wenn Sie gleich für immer mit dem Rauchen aufhören, auch nichts Schlimmes zu erwarten. Das kann ich Ihnen schon einmal versprechen!

Die tatsächlichen Entzugssymptome vom Nikotin sind nicht einmal ein Bruchteil so schlimm wie die bei anderen Drogen, wie z.B. Heroin oder bei manchen Alkoholikern. Dagegen ist das „Entzügchen" bei der Beendigung des Rauchens objektiv gesehen absolut harmlos und in der Regel nach 12 bis 24 Stunden schon zum größten Teil bzw. nach spätestens drei bis vier Tagen vollständig vorbei.

Vielleicht haben Sie, als Sie über längere Zeit einmal nicht geraucht haben, ein unbestimmtes Gefühl in der Bauchgegend oder leichtes nervliches Unruhegefühl gespürt, weswegen Sie wieder rauchen wollten. Weh tat das aber nicht! Und dran gestorben sind Sie wohl auch nicht, wenn Sie das hier jetzt gerade noch lesen. ;-) Wie schon gesagt, wacht man davon nicht einmal nachts auf.

Also, wie schlimm können denn nun diese „Entzugserscheinungen" überhaupt sein, wenn wir nicht einmal nachts davon aufwachen?

Sie merken schon: Das rein körperliche Entzügchen ist meist harmlos. Es besteht lediglich aus ein klein wenig Nervosität und einem leichten inneren Leeregefühl. Dieses Gefühl geht schon nach kurzer Zeit von ganz alleine wieder weg, auch wenn Sie sich keinen weiteren Krebsstängel anstecken.

Schaffen Sie das? Ich glaube schon!

Häufig haben Raucher lediglich aus Unwissenheit Angst davor, dass dieses etwas komische Gefühl ein ganzes Leben lang anhalten würde. Deshalb haben sie Angst vor dem Aufhören. Jeder, der jedoch schon einmal wenigstens zwei Wochen nicht geraucht hat, weiß, dass dieses leichte Unruhegefühl schon nach wenigen Tagen vollständig verschwindet.

Ja, es verschwindet tatsächlich. Und zwar für immer! - Außer Sie zünden sich irgendwann wieder eine an; denn dann hätten Sie die ganze stinkende Sucht natürlich leider wieder. Aber wer will schon dieses Übel und warum sollten Sie sich daher, wenn Sie nicht gerade Gefallen daran haben, sich selbst aufs Neue mit der Stinkerei herumzuquälen, dann nochmals eine anzünden?

Übrigens: „schmecken“ würde sie auf alle Fälle genauso besch..., nachdem sich Ihre Nervenzellen wieder erholt haben. Wie damals Ihre erste Zigarette.

Dieses leichte Unruhegefühl, das wie gesagt auch schon die ganzen Entzugserscheinungen sind, hatten Sie als Raucher ja im Grunde ständig. Deshalb hatten Sie diese sinnlose Kettenreaktion bis hierher ständig fortgesetzt. Sie haben das Entzügchen also nur dieses eine Mal, wenn Sie gleich Ihre Sucht für immer beenden.

Als Raucher jedoch leidet man ein Leben lang permanent unter diesem doofen Gefühl. Deshalb können Sie die Angst, die viele Raucher haben, wenn Sie ans Aufhören denken, auch getrost loslassen und vergessen! Viele Raucher wachen sogar jeden Morgen mit diesem Entzugsgefühlchen auf.

Daher ist es ein weiterer Fehlgedanke zu glauben, nur beim Aufhören Entzugserscheinungen zu haben und daher zu denken, das Aufhören wäre schwer. Schließlich hatten wir als Raucher wie gesagt **permanent** mit dem Entzugsgefühl vom Nikotin zu kämpfen.

Warum ...

... hatten wir als Raucher oft das Gefühl, etwas mit unseren Händen tun zu müssen?
... brauchten wir als Raucher die Zigarette, um uns an ihr festzuhalten?
... brauchten wir als Raucher Zigaretten, um uns entspannen zu können?

Die Antwort ist einfach, weil ich sie im Grunde ja schon gegeben habe: **Weil Raucher permanent unter Entzugserscheinungen leiden!** Diese werden durch die Zigarette zwar kurzfristig wieder gestillt, kommen aber schnell wieder. Und wieder. Und wieder. Und wieder ...

Also rauchten wir im Grunde nur, weil wir als Raucher immer wieder ein leichtes Unruhegefühl hatten, wenn der Nikotinpegel im Blut gerade abgesunken ist. Dies sind die ganzen Entzugserscheinungen. Der „Genuss", den einem die Drogendealer als Raucher dabei vorgegaukelt haben, war lediglich das Nachlassen der Entzugserscheinungen, die man als Nichtraucher gar nicht hätte.

Daher betrachten wir es positiv: Sie werden, nachdem Sie die Drogenseuche beendet haben, künftig nie mehr dieses komische innere Leeregefühl haben müssen und endlich frei davon sein!

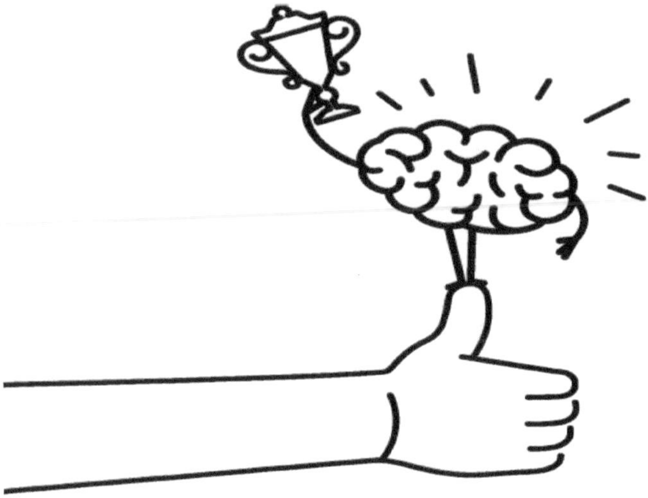

Nie mehr Entzugserscheinungen!

Alles, was Sie dafür tun müssen, ist nur ein einziges Mal das „Entzügchen“ durchzuhalten, anstatt diesem immer wieder mit jeder neuen Zigarette erneut die Grundlage für sein weiteres Auftreten zu geben.

Nochmals zur Vertiefung, weil es so wichtig ist und damit Sie nicht unbewusst einen zusätzlichen Nocebo-Effekt erzeugen:

Entzugserscheinungen - „selbst gemacht“:

Vielleicht haben Sie früher gedacht, bevor Sie dieses Kapitel bis hierher gelesen haben: „Man hört oder liest aber doch immer wieder von all den fürchterlichen Entzugserscheinungen, die Raucher beim Aufhören haben würden, wie Schweißausbrüche, Schlafstörungen und sogar Depressionen.“

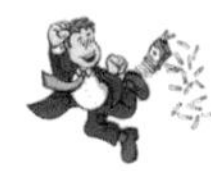

Ja, davon hört man. Und genau deshalb möchte ich Ihnen, bevor ich mehr dazu sage, eine Frage stellen:

Können Sie sich vorstellen, dass eine rücksichtslose Drogenindustrie, die nachweislich sogar Wissenschaft verfälscht hat, auf den Gedanken kommt, Rauchern Angst vor dem Aufhören zu machen, damit diese oft noch jahrelang wegen dieser Angst weiterrauchen?

Was werden also skrupellose Drogen-Dealer tun, wenn ihre abhängigen Konsumenten plötzlich schaarenweise mit dem sie reich machenden Giftdrogen-Konsum aufhören wollen, weil sie einfach nicht mehr einsehen, für das Stinken und die Zerstörung ihrer Gesundheit auch noch Geld zu bezahlen?

Richtig, den Leuten erst mal Angst davor machen!

Neben der Bagatellisierung der Folgen des Rauchens, der Manipulation von Kindern und Jugendlichen und dem Verkauf einer krankmachenden Drogensucht als „Freiheit" versucht man von Seiten der Tabakindustrie, Rauchern auch zunehmend Angst vor dem Aufhören zu machen.

Dass die Tabakindustrie dabei nicht einmal vor der Verfälschung von Wissenschaft zurückschreckt, ist ein weiteres dunkles Kapitel über sie. Vertiefen wir es an der Stelle nicht allzu sehr. Fakt ist jedoch, dass die Drogenkonzerne eine dreistellige Anzahl wissenschaftlicher Studien gefälscht haben. Das hört bei Lügen, wie „(Passiv-) Rauchen wäre unschädlich" noch lange nicht auf.

Man warnt indirekt sogar vor dem Rauchen aufhören. So nach dem Motto: Wenn wir nicht weiterrauchen, dann würde uns aber richtig was fehlen! Doch das Einzige, was fehlt, sind deren Einnahmen in der Kasse.

Dabei tritt man sogar über gefälschte Studien an Mediziner heran. Man ließ dadurch indirekt über die Ärzte unter anderem schwangeren Frauen raten, sie sollen nicht mit dem Rauchen aufhören, sondern es nur reduzieren. Sonst hätte das Ungeborene im Mutterleib einen Entzug. Mit dieser Scheinbegründung führte man logisch denkende Ärzte und schwangere Raucherinnen gezielt hinters Licht und nicht wenige rauchten dann weiter.

Doch hinterfragen wir auch diesen Unsinn! Mit was kommt dann wohl das arme, im Mutterleib vergiftete Neugeborene auf die Welt? – Richtig, mit Entzugserscheinungen. Durchmachen muss es diese also sowieso.

Die einzige Frage ist, ob die Tabakindustrie eine Kundin behält und dafür ein Kind im Mutterleib vergiftet, das mit hoher Wahrscheinlichkeit Schäden davon bekommt, oder ob wir endlich anfangen, jeden scheinbar wissenschaftlich bestätigten Käse mit dem gesunden Menschenverstand erst einmal zu hinterfragen. Richtungsweisend ist hier oft die Frage, wer denn direkter (oder verdeckter) Sponsor der jeweiligen Studie ist.

So lese ich in medizinischen Fachzeitschriften leider auch immer wieder von wissenschaftlich bestätigtem Blödsinn über Entzugserscheinungen. Sorry nochmals für das Wort „Blödsinn“, aber es handelt sich bei manchem davon um ein Gedankengut, das Raucher definitiv beim Aufhören nur behindert.

Ich traf viele gutgläubige Menschen, die sich als Laien informierten und weil sie dem gefälschten Unsinn glaubten, letztlich genau diese „Entzugssypmtome“ als Nocobo-Effekt erlebt haben. Von allen anderen Teilnehmern, der Gruppe, die diese Informationen nicht gelesen hatten, litt kein einziger daran.

Deshalb machen wir für die Weiterentwicklung unserer Raucherentwöhnung auch unsere eigenen Datenerhebungen, um zu wissen, was wirklich passiert und welche Dinge womit tatsächlich zusammenhängen.

Damit Ihnen so ein Nocobo-Effekt nicht passiert, werden wir alle hinderlichen Fehlgedanken nun durch neue, für uns viel bessere Gedanken auflösen! ☺

Was sollte Ihnen denn als Nichtraucher schon fehlen, wenn Sie Ihre Psyche wirklich von der Sucht befreit haben?

Was glauben Sie, was mir heute als Nichtraucher fehlt?

Ich verrate es Ihnen: **Gar nichts!** Und warum sollte es Ihnen anders gehen als Millionen Ex-Rauchern, die das Rauchen erfolgreich für immer beendet haben?

Deshalb schauen wir uns nun einen weiteren wichtigen Erfolgsfaktor beim Nichtraucher werden an. Er lautet:

Die Angst vor dem Aufhören endgültig loslassen, denn sie ist absolut unbegründet!

Alles, was Sie nun tun werden, ist eine alte, im wahrsten Sinne des Wortes „stink"-langweilig gewordene Gewohnheit zu ändern. Schließlich gibt es nichts Langweiligeres, als 30 Jahre lang jeden Tag alleine rauchend aus dem Fenster zu schauen oder auf den Balkon zu stehen und stinken zu müssen. Mit „Action, Abwechslung und Abenteuer", womit uns der Drogendealer geködert hat, hat diese alte, uns mit ihrem Gestank in den Klamotten schon anwidernde Stink-Gewohnheit längst nichts mehr zu tun.

Dabei ist es lediglich wichtig, innerlich offen für etwas Neues, viel Spannenderes zu sein und die unbegründete Angst vor diesem Ihr Leben bereichernden Neuen loszulassen. Das körperliche „Entzügchen" ist dabei wie gesagt minimal und schon nach kurzer Zeit für immer vorbei.

Wie geschildert ist es genau diese Angst vor dem Aufhören, weshalb die Psyche mancher Raucher die vorhin genannten Symptome unbewusst selbst produziert. Diese unbewusste Angst lässt sie beispielsweise nachts nicht schlafen, weil sie innerlich aufgeregt sind und nicht wissen, wie sie ohne Kippen klarkommen sollen. Verbissen verkrampfen sich diese Menschen dann und werden durch diese Angst noch deutlich nervöser als die objektiv vorhandenen Entzugserscheinungen, die sie nachts nicht einmal bemerken würden. Dass man dabei in Ruhe einschlafen kann, ist genauso unmöglich, wie sein Ziel zu erreichen, wenn man aus Angst ständig vor ihm wegrennt und es ständig hinausschiebt.

Daher werfen Sie nun Ihre überflüssigen Ängste bezüglich des Aufhörens mit dem Rauchen ein für alle Mal über Bord! Gehen Sie die Sache mit einer konsequenten, aber dennoch entspannten Haltung an. Dann werden Sie schon nach wenigen Tagen bemerken, dass alles viel leichter war, als Sie früher geglaubt hatten.

Apropos **Rauchen und Schlafstörungen:**

Kein einziger Raucher, nicht einmal der abhängigste Raucher der Welt, wacht nachts wegen des Nikotinentzugs auf. Das Gefühl, das man bei diesem „Entzügchen“ hat, ist so gering, dass man als Raucher Nacht für Nacht durchschläft, ohne davon aufzuwachen.

Vielleicht wenden Sie jetzt ein, dass aber manche Raucher nachts sogar aufstehen, um zu rauchen. Jedoch Vorsicht, hier darf man etwas nicht verwechseln: Es gibt Menschen, die haben einen guten Schlaf, und solche, die Schlafstörungen haben.

Wenn ein Raucher nachts wegen seinen Schlafstörungen aufwacht, spürt er natürlich sein „Entzügchen“ und raucht manchmal deshalb eine, wenn ihn die Schlafstörungen sowieso nicht schlafen lassen. Andere Raucher müssen nachts zur Toilette und merken dabei, dass sie gerade dieses Leeregefühl haben und rauchen deshalb eine. Doch wach geworden sind diese Menschen immer wegen den Schlafstörungen oder weil die Blase voll war - und nicht vom „Entzügchen".

An der Stelle möchte ich nochmals auf die selbsterfüllende Prophezeiung eingehen, die man in der Medizin wie gesagt auch auch als **Nocebo-Effekt** bezeichnet. Schließlich lernt unser Gehirn durch Wiederholung nachhaltiger und dieser Aspekt ist beim Freiwerden von der Sucht immens wichtig:

Es ist inzwischen bewiesen, dass Menschen umso stärkere Entzugserscheinungen spüren, je mehr sie an solche glauben. Das soll natürlich nicht heißen, die tatsächlich vorhandenen Entzugserscheinungen wären nicht da.

Ich habe aber in meinen Seminaren bei vielen tausend Menschen, denen ich zum Abschied die Hand gebe, bemerkt, dass über 90% von ihnen am Ende ein Leuchten in den Augen und ein Lächeln auf den Lippen hatten. Rein neurobiologisch müssten diese Menschen jedoch nach einem ganzen Tag ohne Nikotin Entzugserscheinungen bemerken. Dazu hatte noch ein Teil von Ihnen sogar am Abend vor dem Seminar ihre letzte Zigarette geraucht.

Nach all der Literatur, die man diesbezüglich findet, müsste das unmöglich sein und wenigstens ein großer Teil dieser Menschen müsste doch gereizt, aggressiv, genervt und unausstehlich am Ende eines so intensiven Tagesseminars sein.

Doch warum sind sie das nicht? - Weil unser Glaube eben gewisse Dinge enorm verstärken, aber auch abschwächen kann.

Die Kraft der Psyche ist gewaltig! Sie ist definitiv viel, viel stärker als die Entzugserscheinungen der Droge Nikotin. Das kann ich Ihnen aus der Entwöhnung von inzwischen über

20.000 Menschen, die ich persönlich aus der Sucht herausbegleitet habe, ganz ehrlich berichten. Nutzen Sie daher bitte die Kraft Ihrer Gedanken für sich und nicht gegen sich!

Lassen Sie sich daher auch bitte nicht von Menschen beirren, die dadurch Entzugserscheinungen erlebt haben, weil sie ihnen mental nicht oder nicht richtig entgegengewirkt haben.

Lassen Sie sich auch bitte nicht von „fachkundigen Medizinern", welche die immense Kraft unserer Psyche übersehen und von den schlimmsten Entzugserscheinungen in ihrer Fachliteratur berichten, Angst und am Ende ggf. eine selbsterfüllende Prophezeiung machen! Durch eine praktisch richtig angewandte Psychologie sind wir durchaus in der Lage, sowohl Stimmungsschwankungen als auch Schlafstörungen und Aggressivität komplett zu verhindern, ja diese Symptome letztlich sogar in ihr jeweiliges Gegenteil zu verändern.

So habe auch ich selbst mit dem Rauchen Schluss gemacht und es ging mir vom ersten Tag an blendend! - Warum? Weil ich dafür gesorgt habe!

Auch wenn mir Menschen, welche die enorme Kraft unserer Psyche nicht wirklich verstanden haben, widersprechen mögen, stimmt es trotzdem! Ich und meine Seminarteilnehmer haben es inzwischen wie gesagt tausendfach erlebt. Wir können allein durch andere Gedanken, JEDES Entzugssymptom ausschalten.
Auch, wenn Menschen, die das noch nie erlebt haben, was wir Woche für Woche machen, anzweifeln mögen, schalte ich durch genau diesen Wirkmechanismus damit trotzdem bei unzähligen Menschen praktisch den kompletten Entzug aus. Tausende Menschen gaben in unserem EDV-Feedback-System an, dass sie sich mitten in der Entzugsphase sogar besser zu fühlen, wie mit Zigarette.

Wie gesagt, allein durch eine enorm starke positive Beeinflussung der Psyche.

Steigern Sie sich deshalb bitte lieber ganz bewusst in ein Gefühl der Freude hinein, statt in ein Gefühl des etwas Vermissens. **DAS ist der entscheidende Klick im Kopf!**

Wenn Sie das verstanden haben und für sich nutzen, können Sie sich mit Ihren eigenen Gedanken zur Freiheit verhelfen. Alles was ich hier tue, ist Ihnen hilfreiche Gedanken zu vermitteln, die Sie genau dahinführen, Ihr Ziel deutlich leichter zu erreichen. Fahren Sie bitte selbst nach dem Lesen dieses Buches weiter damit fort!

Die größte Angst vieler Raucherinnen

Eine der größten Ängste, die vor allem Raucherinnen vor dem Aufhören haben, ist die Angst, dabei zuzunehmen. Mindestens zwei Drittel der Raucherinnen in meinen Seminaren leiden unter dieser Angst. Deshalb integriere ich in meine Hypnose auch, dass man keinerlei dickmachende Ersatzhandlung für das Rauchen braucht und daher möchte ich diesem für viele Raucher wichtigen Thema nun auch hier ein ganzes Kapitel widmen. Nehmen Sie es bitte ernst, dann können Ihnen überflüssige zusätzliche Kilos erspart bleiben.

Falls Sie eventuell ohnehin etwas untergewichtig sind und daher keine Angst vor einer Gewichtszunahme haben, können Sie das folgende Kapitel einfach überspringen, wenn Sie möchten.

Gut vorbereitet können wir mentale Hürden leicht meistern!

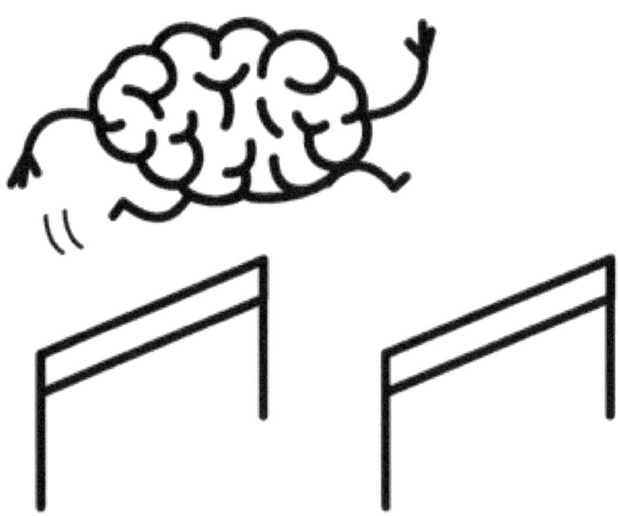

Kapitel 11
SCHLANK BLEIBEN ALS NICHTRAUCHER!

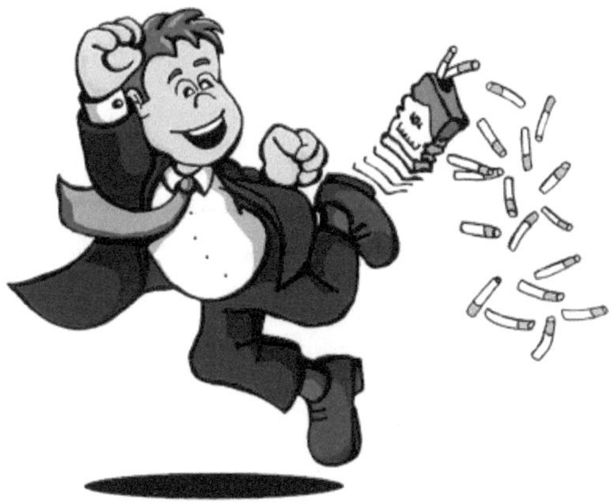

Wer weiß, wie es zur Gewichtszunahme kommen kann und rechtzeitig Gegenmaßnahmen ergreift, kann als Nichtraucher schlank sein!

Nur falsches Aufhören macht dick!

Viele denken, dass alle Raucher, die mit dem Rauchen aufhören, automatisch zunehmen. Dass das jedoch nicht so sein muss, wenn wir die Sache nur richtig angehen, haben mir unzählige Ex-Raucher bewiesen, die mir dankbar geschrieben haben, dass sie vom Rauchen frei geworden sind und dabei kein einziges Gramm zugenommen haben. Es geht also auch anders. Und Sie können das auch!

Ich selbst habe damals, als ich mit dem Rauchen aufgehört habe, sogar noch etwas abgenommen. Wie das geht, erfahren

Sie in diesem Kapitel. Wenn Sie die Sucht durchschaut und losgelassen haben, werden Sie im Gegensatz zu anderen Rauchern, die beim Aufhören viele Kilos zugelegt haben, erstens leichter aufhören und zweitens dadurch auch leichter schlank bleiben können.

Spätestens dann werden Sie militante Ex-Raucher auch nicht mehr um deren „eiserne Willenskraft“ beneiden müssen, mit der sich diese beim falschen Aufhören oft sogar selbst ein Bein gestellt haben. Wenn sich ein Raucher beim Aufhören nämlich allein auf seine Willenskraft verlässt, ohne die Suchtmechanismen verstanden zu haben, passiert meist Folgendes: Es kommt dann fast immer nur zur Suchtverlagerung oder dazu, dass jemand aus Angstabwehr vor dem Rauchen zum militanten Ex-Raucher wird.

Die wenigsten Raucher, die mit reiner Willenskraft aufhören, fragen sich zudem, welche ihrer wahren Bedürfnisse bisher durch das Rauchen kompensiert wurden und wo es sich nur um reine Marketinglügen der Drogendealer handelt. Somit erkennen diese Raucher auch die Werbelügen nicht als solche und bleiben oft auch nach dem „Rauchstopp“ (denn mehr ist es dann auch nicht ...) nach wie vor psychisch abhängig. Auch wenn sie ihr Rauchverlangen mit aller Willenskraft ständig niederzwingen, sind sie von Ihrer Persönlichkeitsstruktur her immer noch süchtig. Dadurch kommt es bei diesen Rauchern dann meist zu einer Suchtverlagerung und entsprechenden Gewichtszunahme.

Vor dieser kann man sich jedoch schützen, wenn man das Ganze richtig angeht, indem man die psychische Abhängigkeit schon vor der letzten Zigarette auflöst. Und genau das tun wir in diesem Buch.

Wenn Ex-Raucher nach dem Rauchstopp zunehmen, hängt es also meist damit zusammen, dass sie ihre Bedürfnisse, deren Befriedigung bisher mit Zigaretten verknüpft war, nun nicht mehr weiterbefriedigt haben. Dadurch versuchen sie dann unbewusst, diese nicht erfüllten Bedürfnisse mit zusätzlichem Essen, Süßgetränken oder Alkohol zu kompensieren, was sich dann nach einiger Zeit entsprechend auf der Waage zeigt.

Warum befriedigen manche Ex-Raucher Ihre Bedürfnisse nach dem Rauchstopp auf einmal nicht mehr weiter?

Ganz einfach, weil sie überhaupt nicht über ihre Bedürfnisse und die tiefersitzenden Mechanismen der Sucht nachgedacht haben. Sie versuchen etwas zu beenden, das sie gar nicht durchschaut haben! Das Ergebnis ist, dass ihnen dann entweder durch Fehlgedanken oder durch nicht erfüllte seelische Bedürfnisse etwas zu fehlen scheint.

Was das ist, wissen sie zwar selbst nicht, da aber ihre Psyche in der Zeit als Raucher gelernt hat, dass diese Leere durch Konsum verschwindet, versuchen sie diese unbewusst durch eigentlich für den Körper überflüssiges Essen zu kompensieren. Genau das verursacht nach einiger Zeit oft immense Figurprobleme und muss bei einer gründlich vorgenommenen Entwöhnung definitiv nicht sein!

Warum Ihnen das nicht passieren muss:

Wenn wir jedoch die psychische Abhängigkeit Schritt für Schritt auflösen, dann kann sich diese auch auf nichts mehr verlagern. **Klar - was weg ist, ist weg und kann sich auch nicht mehr verlagern.** Daher brauchen Sie künftig nach dem Aufhören auch keine Kompensationsmöglichkeit für das Rauchen.

Im Folgenden zeige ich Ihnen nun die vier Fallen, die beim falschen Aufhören eine Gewichtszunahme nach sich ziehen. Wenn Sie diese jedoch erkannt haben, können Sie sie leicht umgehen und dadurch auch als Nichtraucher schlank bleiben.

Falle 1: Das kurzfristige innere Leeregefühl

Als Raucher hat man fast permanent ein leichtes inneres Leeregefühl, wenn man seit etwa 40 bis 50 Minuten keine Zigarette geraucht hat. Dieses innere Leeregefühl ist der Dauernikotinentzug, den Sie bisher als Raucher hatten. Er ist, wie Sie gesehen haben, im Grunde harmlos. Er tut nicht weh und wenn wir uns geschickt ablenken oder gerade in eine interessante Tätigkeit vertieft sind, spüren wir dieses Leeregefühl oft sogar nicht. Und das Schöne ist, es geht es ganz von selbst wieder weg, wenn Sie mit dem Rauchen aufgehört haben. Und zwar für immer! Außer Sie rauchen wieder eine.

Dennoch kann uns dieses leichte Leeregefühl beim Beenden des Rauchens ein Bein stellen, wenn wir Folgendes nicht beachten:

Dieses leicht nervöse Leeregefühl fühlt sich so ähnlich wie Hunger an, weil es sich bei uns in der Bauchgegend bemerkbar macht. Es ist also dem Hungergefühl ähnlich, ist aber kein echter körperlicher Hunger, der mit Essen gestillt würde.

Und genau hierin liegt auch die erste Falle, in die so viele Raucher hineintreten, wenn sie meinen, das alles schon mit reiner Willenskraft hinzubekommen und professionelle Unterstützung beim Aufhören nicht zu brauchen. Sie verwechseln dann meist in ihrer Unwissenheit dieses leichte Leeregefühl, welches sich wie Hunger anfühlt, mit tatsächlichem Hunger!

Dann versuchen sie unbewusst gegen diesen Nikotinhunger anzugehen, indem sie etwas essen. Zu allem Übel lässt aber dieser entzugsbedingte Nikotinhunger durch das Essen nicht nach, weil es sich ja um keinen wirklichen körperlichen Hunger nach Nahrung handelt, gegen den man anessen könnte. Der unwissende Ex-Raucher isst dagegen nun noch mehr, weil der Hunger ja von der bisherigen Nahrungsmenge scheinbar noch nicht befriedigt wurde.

Er isst und isst, um im Grunde ein Gefühl wegzubekommen, welches jedoch gar kein Hunger ist, sondern lediglich Nikotinentzug. Daher merken Sie sich bitte:

KEIN Essen wegen Nikotinentzug!

Sollten Sie, nachdem sie mit dem Rauchen aufgehört haben, in den darauffolgenden Tagen auch einmal dieses leichte Hungergefühl spüren, dann sagen Sie sich bitte nicht: „Ach die kleine Ausnahme wird schon gehen ... schließlich soll ich mich ja belohnen!" – Es stimmt zwar, dass positive Belohnungen unterstützend sehr gut sein können, aber bitte nicht mit Essen, denn sonst eignen Sie sich eine neue, für Ihre Figur letztlich negative Gewohnheit an.

Wer nämlich bei diesem leichten Leeregefühl anfängt zu essen, der stellt unbewusst innerhalb der wenigen Tage des Nikotinentzugs seine Ernährung um. Meist auf mehr Zucker, weil dieser ein kurzfristig gutes Gefühl in uns auslöst, das durchaus dem Nikotinentzug entgegenwirken kann.

Der Körper gewöhnt sich jedoch dann sehr schnell an dieses viele oder sehr kalorienreiche Essen. Ohne es zu merken, könnten Sie dann in gewissem Sinne sogar psychisch vom Essen abhängig werden, so wie das bei vielen Übergewichtigen der Fall ist.

Auch beim Thema Abnehmen spreche ich aus Erfahrung: Bei meinem professionellen Abnehmprogramm konnte ich ebenfalls schon unzähligen Menschen helfen, die wirklichen Ursachen von Übergewicht zu beheben und so deutlich bessere und nachhaltigere Erfolge zu erzielen als bei den üblichen Diäten. Dabei treffe ich auch immer wieder Ex-Raucher, denen genau dieser Fehler beim Rauchen aufhören passiert ist. Diese Menschen sind sich ihres tatsächlich vorhandenen seelischen Hungers meist nicht bewusst und wissen oft gar nicht, warum sie in Wirklichkeit über die Zeit so dick geworden sind.

Wir Menschen essen jedoch oft nicht nur aus körperlichem Hunger, sondern wenn unsere Psyche einen fehlerhaften Lernvorgang hat, leider oftmals in der heutigen Überflussgesellschaft auch aus seelischem Hunger. Dieser unbewusste psychische bzw. seelische Hunger ist den meisten Übergewichtigen wie gesagt erst einmal nicht bewusst. Sie essen einfach etwas, weil ihnen gerade danach ist, ohne bewusst zu reflektieren, was ihrer Psyche gerade fehlt.

So wie wir als Raucher uns bei Frust, Stress, zur Ablenkung, bei Wut, Ärger, Trauer oder Langeweile unbewusst einfach eine Zigarette angezündet hatten, so tun dies Menschen, die dies beim Rauchen aufhören nicht wenigstens einmal bewusst reflektieren, dann oft bei den gleichen Gefühlen durch kalorienreiche Dinge.

Ich kann zwar durch Hypnose solche Fehlkonditionierungen des Gehirns wieder korrigieren, doch zu diesem unbewussten, dick machenden Lernprozess muss es gar nicht erst kommen. Deshalb werden wir uns später bei Falle 4 diesem Thema noch ausführlicher widmen, damit Ihnen dieses Problem erspart bleibt.

Im Folgenden kommen wir jedoch erst einmal zurück zum Nikotin-„Hunger" Ihrer Nerven im Entzug. Wichtig wird letztlich sein, dass Sie weder diesen noch Ihren emotionalen Hunger künftig mit Dickmachern kompensieren.

Wie Sie Nikotinverlangen und körperlichen Hunger unterscheiden können:

Wenn Sie Ihre bisherige Ernährung beibehalten und bewusst körperlichen Hunger vom Nikotinhunger unterscheiden, haben Sie die besten Chancen, auch als Nichtraucher schlank zu bleiben.

Während Sie bisher beim Essen Ihren Hunger nach Nahrung stillten und danach den Suchthunger nach Nikotin, werden Sie künftig, nachdem der körperliche Hunger weg ist, einfach aufhören zu essen und das wars dann.

Ein Nachschlag wäre vollkommen sinnlos, denn dieser würde nicht einmal den Nikotinhunger befriedigen. Es ist wichtig, sich dies gleich von Anfang an immer wieder bewusst zu machen.

Zudem würde ein Nachschlag nur zu Völlegefühl führen, an das Sie sich jedoch auch schnell gewöhnen würden. Dadurch würden Sie sich nach ein paar Monaten einfach nur noch ärgern, wenn Sie sich auf die Waage stellen oder sich im Spiegel anschauen. Daher versuchen Sie gar nicht erst dagegen anzuessen, falls Sie in den kommenden Tagen so ein kleines Leeregefühl bei sich im Bauch- oder Brustbereich wahrnehmen sollten.

Atmen Sie dann einfach ein paar Mal tief durch und sagen Sie ganz einfach zu sich selbst:

„Ok, mein Körper signalisiert mir gerade, dass er Nikotin möchte, weil er noch an diese Drecksdroge gewöhnt ist. Bald schon wird er sich aber, wenn ich ihn jetzt damit verschone, von ganz alleine umgestellt haben und ich werde wieder frei

davon sein. Ich freue mich schon darauf, bald für immer frei zu sein!"

Wenn Sie möchten, können Sie sich dann selbst mit etwas belohnen; außer mit Essen natürlich:

Z.b. können Sie sich einen interessanten Film, einen Kinobesuch, eine interessante Zeitschrift, als Frau einen Blumenstrauß, als Mann eine Shoppingtour durch den Baumarkt, ein Entspannungsbad oder was auch immer Ihnen guttut, gönnen. Es gibt hier zahlreiche Möglichkeiten. Nutzen Sie einfach Ihre Kreativität und Sie werden auch für sich die passenden Belohnungen finden.

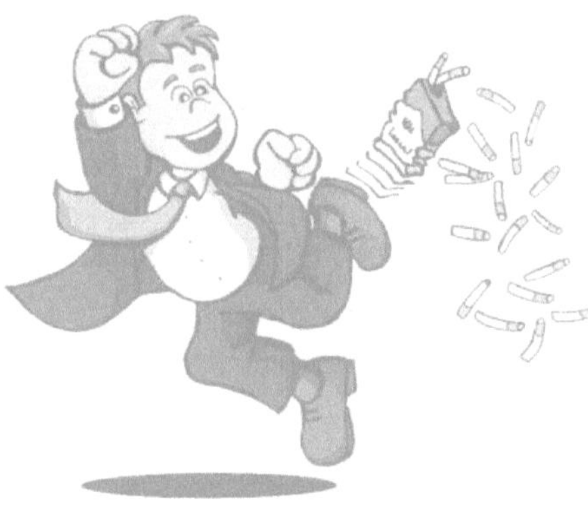

Kleiner Trick: Nikotinhunger lässt sich ablenken ;-)

Wenn Sie möchten, können Sie auch versuchen, sich etwas abzulenken, indem Sie z.B. einfach

- etwas Wasser trinken,
- ein paar Mal tief durchatmen,
- einen Freund oder eine Freundin kurz anrufen,
- Ihre/n Partner/in küssen
- oder eine interessante Tätigkeit beginnen.

Egal wie Sie sich ablenken werden, das leichte Unruhegefühl wird nach wenigen Minuten von ganz alleine wieder weggehen, ob Sie etwas essen oder nicht, und ob Sie eine rauchen oder nicht. Also lassen Sie es und lenken Sie sich mit etwas ab, so lange, bis die wenigen Tage des Nikotinentzügchens vorbei sind.

Dann werden Sie schon sehr bald stolz auf sich sein, wenn Sie als schlank gebliebener Nichtraucher auf die Waage oder in den Spiegel schauen und zu sich selbst sagen können: „Super! Du hast es geschafft!" ☺

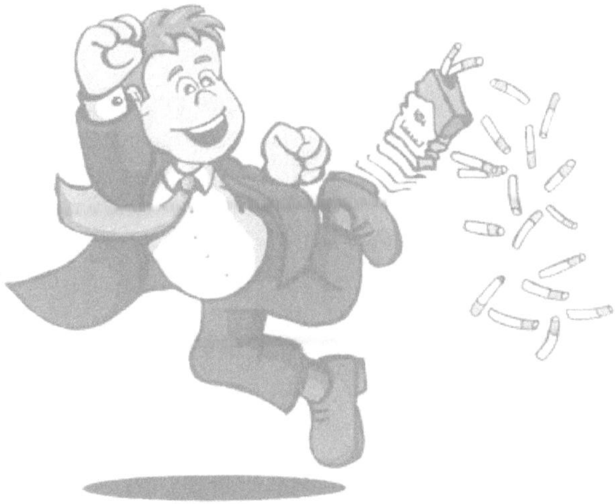

Falle 2: Die berühmten „200 Kalorien“

Vielleicht möge der eine oder andere einwenden, schon gehört zu haben, dass Raucher durch das Rauchen am Tag etwa 200 Kalorien mehr verbrennen. Das stimmt zwar, aber leider übersehen viele dabei den Gesamtzusammenhang, der etwas ganz anderes erkennen lässt:

Raucher verbrennen zwar 200 Kalorien mehr pro Tag, was jedoch lediglich einem harmlosen Müsli-Riegel entspricht und niemals für Gewichtszunahmen verantwortlich gemacht werden kann, die insgesamt über drei Kilo hinausgehen. Wer also mehr als drei Kilo zunimmt, ist mit Sicherheit in Falle 1, 3 oder 4 hineingetreten. Denn der Stoffwechsel stellt sich nach ein paar Monaten ganz von selbst wieder um, sodass die 200 Kalorien also nur für die Anfangszeit gelten.

Jedoch keine Sorge, auch diese drei Kilo müssen Sie nicht zunehmen, wenn Sie aufmerksam weiterlesen und dieses Wissen dann einfach für sich anwenden. Sowohl ich als auch meine Frau und tausende von Menschen, die ich aus der Sucht heraus begleitet habe, haben nicht ein einziges Gramm dabei zugenommen. Wir müssen nur die Zusammenhänge verstehen und ein paar Kleinigkeiten dabei beachten. Also schauen wir uns dies doch gleich einmal etwas näher an:

Um den Zusammenhang zu verstehen, fragen wir uns doch am besten einmal, warum das Rauchen etwa 200 Kalorien am Tag verbrennt:

Um dies zu verstehen, müssen wir wissen, dass durch das bei der Tabakverbrennung entstehende Kohlenmonoxid im Blut das Sauerstoffmolekül vom roten Blutkörperchen verdrängt wird. Dadurch wird das Blut zähflüssiger und das Herz braucht mehr Energie, um diese jetzt nur noch zähflüssige Pampe in den Adern des Rauchers durch den ganzen Körper zu pumpen. Dass es dadurch ganz nebenbei auch zum Herzinfarkt, Schlaganfall, ständig nachlassender

Potenz beim Mann, Schlappheit, Lungenembolie, einer nur schlecht durchbluteten Gesichtshaut mit Grau-Tent und vielen weiteren „Nebenwirkungen“ der Zigarette kommt, steht auf einem ganz anderen Blatt. Es gibt also wesentlich schlauere Wege 200 Kalorien zu verbrennen, ohne dabei die Lebenserwartung und viele Körperfunktionen mit täglichem Gift nach und nach immer schlechter zu machen.

Außerdem muss der Körper in den Nieren und der Leber zahlreiche krebserzeugende Gifte abbauen, was ebenfalls ein paar Kalorien mehr verbraucht, als wenn man sich dieses Gift als Nichtraucher erspart.

Würde man unseren Körper mit einem Auto vergleichen, könnte man sagen, dass wir als Raucher quasi ständig mit angezogener Handbremse durchs Leben gefahren sind. Das verbraucht zwar etwas mehr Kraftstoff, aber nutzt den Köper vor allem viel schneller ab, als wenn er den Kraftstoff nun einfach in mehr Geschwindigkeit umsetzen würde.

Die Frage ist nun, ob man durch diese ungesunde Art, mit der man hier Energie verbraucht, auch tatsächlich etwas Positives für seine Figur tut.

Und die Antwort hierauf lautet eindeutig NEIN, von den ganzen Folgekrankheiten, die dadurch entstehen, einmal ganz abgesehen.

Warum das so ist, werden Sie, wenn Sie mit dem Rauchen aufgehört haben, schon nach wenigen Tagen am eigenen Körper selbst nachfühlen können. Denn Sie werden ein Gefühl von mehr Kraft und Energie erleben. Alle Ihre Zellen bekommen dann endlich wieder genügend Sauerstoff, wodurch übrigens oft auch viele Raucherkrankheiten ganz von selbst wieder zu verschwinden beginnen.

Sie werden von Ihrem Körper als Dankeschön für die Befreiung aus der Sucht auch diesen kräftigen Energieschub bekommen, der medizinisch betrachtet vergleichbar mit einem Sportler ist, der Höhentraining gemacht hat und dadurch jetzt mehr rote Blutkörperchen im Blut hat. Denn auch Sie werden, wenn Sie mit dem Rauchen aufgehört haben, etwa 100 Tage lang so einen positiv spürbaren Überschuss an roten Blutkörperchen haben, da kein giftiges Kohlenmonoxid mehr in Ihrem Blut ist.

Als Raucher musste Ihr Körper bisher mehr rote Blutkörperchen, quasi als Notlösung bilden, damit er überhaupt noch Sauerstoff, trotz des vielen Kohlenmonoxids im Blut, durch den Körper pumpen konnte. Wenn Sie jetzt mit dem Rauchen aufhören, wird das Kohlenmonoxid jedoch schon innerhalb sehr kurzer Zeit abgebaut. Was zurückbleibt, ist dieser besagte Überschuss an roten Blutkörperchen. Diese leben etwa 100 Tage lang und werden Sie, wie einen Wettkampfsportier nach dem Höhentraining (oder illegalen Blutdoping), satte 100 Tage lang beflügeln.

Ich habe Ihnen vorhin erklärt, dass Sie trotz der Umstellung des Stoffwechsels mit den 200 Kalorien auch die drei Kilo nicht zunehmen müssen. Warum das so ist, wird Ihnen spätestens jetzt klar werden. Das Zauberwort heißt nämlich:

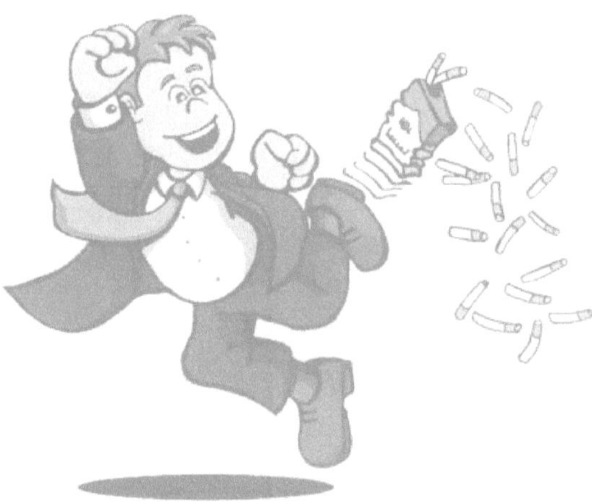

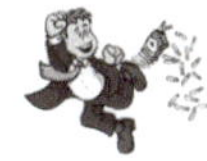

Schlank bleiben durch Umsetzung des Energiehochs in Bewegung!

Denn wenn Sie jetzt diese 100 Tage nutzen, in denen Sie den ersten Energieschub haben werden, und die Energie in etwas Bewegung umsetzen, verbrennen Sie die paar Kalorien ganz locker über den Tag verteilt. Zudem erholen sich Ihre Lungen sehr schnell, wenn Sie noch keine ernsthaften Lungenerkrankungen haben, und Sie werden wieder mehr Ausdauer bekommen. Und wie könnte man überhaupt mehr Kalorien (und das auch noch auf gesunde Weise) verbrennen, wenn nicht mit etwas Ausdauersport?

-> Also raus aus der alten Raucherträgheit und rein in die viel bessere, gesunde Bewegung!

Wenn Sie möchten, dann legen Sie jetzt einmal kurz das Buch beiseite und richten sich schon mal Ihre Laufschuhe bzw. Sportsachen her, oder überlegen Sie, welchen Ausdauersport Sie bald machen können, wenn Sie die Sucht los sind, die Sie bisher gebremst hat.

Nehmen Sie jetzt bitte einen Kugelschreiber zur Hand und notieren Sie das Ergebnis doch kurz hier:

Ich werde mein Energiehoch folgendermaßen für meine Figur förderlich umsetzen:

1. ______________________________

2. ______________________________

3. ______________________________

4. ______________________________

5. ______________________________

Mindestens zwei Dinge sollten Sie nun schriftlich für sich festhalten.

Sie wissen vielleicht noch von Kapitel „Motivation“: **Schriftlich** festgehaltene Ziele werden **drei Mal häufiger** erreicht als nur gedachte Dinge.

Also los geht`s! Tun Sie sich bitte diesen Gefallen. ;-)

Fazit:

Sie sehen schon hier, dass das Gerücht, man würde quasi automatisch zunehmen, wenn man mit dem Rauchen aufhört, nichts weiter als Unwissenheit über die wahren Zusammenhänge ist. Es geht auch anders und wenn Sie wollen, dann beweisen Sie es sich doch ganz einfach selbst, dass es geht. Bleiben oder werden Sie jetzt schlank als Nichtraucher! ☺

Falle 3: Glaubenssätze: „Rauchen macht schlank“ Von wegen: Reines Marketing!

Kennen Sie den Spruch „Rauchen macht schlank“? Bestimmt haben Sie das schon irgendwo gehört. Doch woher stammt eigentlich dieser Spruch und ist das überhaupt wissenschaftlich erwiesen, was man da so hört? Oder ist das Ganze wieder mal nichts Weiteres als ein gekonnter Schachzug der Zigarettenindustrie, um Raucher in eine psychische Abhängigkeit zu bekommen, die sie so lange gefangen hält, bis sie dicse durchschauen?

Sie ahnen es bereits. Die wunderbare Antwort auf diese Fragen liegt tatsächlich wieder mal in nichts Weiterem als einer unwahren Manipulation der Tabakkonzerne. Diese wollten nämlich in den 70er-Jahren, als das Rauchen noch eine fast reine Männerdomäne war, dass künftig mehr Frauen mit dem Rauchen anfangen. Daher beauftrage man von Seiten der American Tobacco Company einen der bekanntesten Werbegurus der Welt, der von vielen sogar als „Vater der Public Relations” bezeichnet wird.

Sein Name war Edward L. Bernays und er hat u.a. Standardwerke der Gehirnwäsche geschrieben, die nicht nur von Göbbels oder dem amerikanisischen Militär genutzt wurden, um junge Männer so zu manipulieren, dass ihnen das Töten anderer Menschen im Krieg moralisch richtig und sinnvoll erschien. Genau dieser Mann, der für den Tod von Millionen Menschen die psychologische Grundlage geschaffen hat, hat auch für die Tabakindustrie gearbeitet. Er verfolgte das Ziel einer rücksichtslosen Manipulation hin zu Greultaten und unsagbarem Leid. Einer Manipulation, die unter anderem dazu führt, dass ursprünglich christlich erzogene junge Männer ein Gefühl des Stolzes empfinden, wenn sie andere Männer im Krieg erschießen und einer Familie damit für alle Zeit den Vater wegnehmen. Das Opfer der Manipulation sollte so weit gebracht werden, dass es bereit ist für solche „Heldentaten“ sogar mit seinem eigenen Leben zu bezahlen.

Über seine Wertvorstellungen und moralischen Prinzipien brauche ich hier wohl nicht mehr zu schreiben. Seinen Manipulationsslogan, den er sich für die Drogenindustrie ausdachte, um Frauen zur stinkenden Selbstverstümmelung zu bringen, kennen Sie bereits: Es war Rauchen würde schlank machen. Dieser Spruch hat letztlich bis heute Millionen Frauen umgebracht.

Dass dieser Spruch tatsächlich nichts weiter als eine Marketinglüge der Drogenindustrie war, fand man später in wissenschaftlichen Studien heraus. In diesen untersuchte man, ob Raucher tatsächlich schlanker waren als Nichtraucher. Doch das Ergebnis war genau umgekehrt!

Aber warum kann das für uns eine Falle sein, wenn wir mit dem Rauchen aufhören?

Erinnern Sie sich an den Placebo-Effekt oder die „sich selbst erfüllende Prophezeiung“?

Nochmals zur Erinnerung: Das, woran wir glauben, verwirklichen wir auch unbewusst in der Realität unseres Lebens.

Das trifft auch beim Rauchen zu, wenn wir darüber bestimmte Dinge glauben, die objektiv gesehen einfach nicht wahr sind! Wenn Sie z.B. glauben, dass Zigaretten bei Stress helfen, schlank machen und gut schmecken, dann werden Sie es allein aufgrund dieses falschen Glaubens äußerst schwer haben, je davon loszukommen. Dieser falsche Glaubenssatz verstärkt dann die Abhängigkeit Ihrer Nerven von der Droge über eine psychische Abhängigkeit noch weiter.

Die Drogenindustrie hat daher in einer zur Fettleibigkeit neigenden Überflussgesellschaft den Zigaretten einen Effekt angedichtet, den diese gar nicht haben!

An dieser Stelle sei erwähnt, dass wer glaubt durch einen appetitzügelnden Effekt von Zigaretten abnehmen zu können, im Grunde gleich zwei Mal betrogen wurde, ohne davon zu wissen:

Denn erstens werden für ihn Zigaretten vor allem deshalb möglicherweise einen gewissen (Placebo-)Effekt haben, weil er daran glaubt, und zweites hilft es nicht, sein Hungergefühl hinauszuschieben, wenn man schlank sein möchte. Wissenschaftliche Studien haben nämlich inzwischen bewiesen, dass genau die Menschen am schlanksten sind, die immer dann etwas essen, wenn Sie körperlichen Hunger haben. (Ich betone **körperlichen** Hunger, keine **seelischen** Gelüste — das sind zwei verschiedene Dinge, die es hier zu unterscheiden gilt!)

Die Erklärung, warum das so ist, ist ebenfalls sehr einfach:

Hunger ist das Zeichen des Körpers, dass er Nahrung möchte, weil der Blutzuckerspiegel fällt. Wenn jemand seinen Hunger nun stundenlang hinausschiebt, dann kommt er unter Umständen in einen Zustand des Unterzuckers. Der Körper zwingt uns in diesem Zustand über die Ausschüttung von Hormonen dann quasi zum Essen.

Meist isst man dann sehr große Mengen und nicht selten auch noch etwas Zuckerhaltiges, das dem Körper zwar schnell verfügbare, aber fast wertlose Energie gibt und damit letztlich dick macht.

Und noch etwas passiert, wenn wir im Zustand des Unterzuckers sind: Und zwar essen wir dann eine übergroße Nahrungsmenge.

Diese enthält in der Regel so viele Kalorien, dass sie der Körper letztlich an den Hüften oder Bauch abspeichert. Vom Jojo-Effekt der meisten Diäten, der am Ende oft noch dazukommit, erst mal gar nicht zu sprechen.

Sie sehen schon, dass es keine sehr kluge Entscheidung ist, mit Zigaretten zu versuchen das Hungergefühl hinauszuschieben und dadurch immer wieder in den Zustand des Unterzuckers zu kommen.

Ich habe dies übrigens früher auch hin und wieder getan und spreche hier aus Erfahrung. Durch Zigaretten, oder sagen wir vielleicht auch mal besser durch meinen damaligen Glauben an deren appetitzügelnden Effekt, hatte ich es damals regelmäßig geschafft, von früh morgens bis spät am Nachmittag gar nichts zu essen. Dann war mein Blutzuckerspiegel allerdings stets so tief gesunken, dass es jedes Mal aufs Neue zu einer Heißhungerattacke nach der anderen kam, die meist mit Schokoriegeln endete. Was ich dadurch letzten Endes gewonnen hatte, können Sie sich schon denken:

Gar nichts!

Daher war es für mich auch leicht, mein Gewicht zu halten, als ich mit dem Rauchen aufgehört hatte. Ich habe dann nämlich immer dann gegessen, wenn mein Körper Nahrung brauchte und das Mehr an Energie in Bewegung umgesetzt.

Dazu habe ich noch einer Suchtverlagerung vorgebeugt, einem wichtigen Thema, dem wir uns gleich noch näher widmen werden, damit Sie nicht ersatzweise mehr essen.

Durch das Mehr an Luft, Kraft und Zeit für Sport habe ich letztlich durch die Befreiung aus der stinkenden und träge machenden Sucht sogar noch etwas abgenommen.

Und wenn wir jetzt auch noch die Falle 4 umgehen, bin ich mir sicher, dass Sie das auch schaffen!

Falle 4:
Der Suchtverlagerung muss vorgebeugt werden!

Es gibt - nochmals zusammengefasst - vier Fehler, warum Raucher zunehmen, wenn sie diese beim Rauchen aufhören nicht kennen oder beachten:

1. **Aus einer Verwechslung von Nikotinentzug und körperlichem Hunger zu viel essen.**
2. **Das Mehr an Luft, Kraft und Zeit nicht in Bewegung umsetzen.**
3. **An falschen Glaubenssätzen festhalten, wie z.B. dass Rauchen schlank machen würde.**
4. **Aus einer Suchtverlagerung heraus mehr zu essen.**

Letztgenannten Grund werden wir uns nun etwas genauer anschauen, denn er ist sicher der „Gewichtigste".

Ich habe im Laufe dieses Buches immer wieder das Problem mit den nicht erfüllten Bedürfnissen von manchen Ex-Rauchern erwähnt, weil es so wichtig und den meisten Menschen nicht bewusst ist. Auch das fällt hierunter. Im Grunde findet eine Suchtverlagerung ganz einfach immer dann statt, wenn jemand mit dem Rauchen aufhört und plötzlich beginnt, mehr zu naschen, mehr Alkohol zu trinken oder sich andere ungesunde Gewohnheiten anzueignen. Soweit zur vereinfachten Definition.

Nun auch gleich zu den **drei wichtigen Möglichkeiten, wie man einer Suchtverlagerung am effektivsten vorbeugen kann,** denn ich möchte, dass Sie von diesem Buch vor allem praktisch sehr profitieren:

1. Machen Sie sich bewusst, welche Ihrer **Bedürfnisse** bisher durch das Rauchen kompensiert wurden und überlegen Sie sich Möglichkeiten diese Bedürfnisse auch als Nichtraucher künftig zu befriedigen.

2. Lesen Sie bitte mindestens zweimal das **Kapitel über die Werbelügen der Drogenindustrie.** Wenn Sie wirklich verinnerlicht haben, dass Sie das Rauchen im Grunde überhaupt nicht brauchen, haben Sie mental die Sucht in Ihrem Kopf aufgelöst.

   Am effektivsten ist es, dieses Kapitel nochmals abends kurz vor dem Einschlafen zu lesen. Dann wird sich Ihr Unterbewusstsein nämlich auch nachts im Schlaf damit weiterbeschäftigen und Sie werden quasi fast „wie im Schlaf" zum freieren Nichtraucher. ;-)

   Damit nutzen wir bereits einen kleinen Teil der riesigen Macht unseres Unterbewusstseins.

3. Und da wir Menschen nicht nur ein Bewusstsein bzw. einen Verstand haben, sondern eben auch dieses besagte **Unterbewusstsein**, das viel mächtiger über unsere Gewohnheiten bestimmt als unser Verstand, sollten wir idealerweise auch dieses **in Ihre Entwöhnung mit einbeziehen**.

   Dies mache ich praktisch in meinen Seminaren über sieben zusätzliche professionelle Hypnosen, welche jeweils individuell namentlich für die Teilnehmer vorher erstellt werden und welche sie zum Seminar kostenlos von mir dazu bekommen. Diese hören sie dann einfach zeitsparend nachts zum Einschlafen an und wir lösen dabei nachhaltig auch noch die letzten Reste der Sucht in der Psyche auf. Hypnose ist in der Raucherentwöhnung ein sehr effektives Verfahren, wenn sie von einem guten Hypnotiseur, zu dem Sie auch Vertrauen haben, gemacht wird.

   Da ich vielerlei Verfahren zur Raucherentwöhnung beherrsche, kann ich sagen, dass Hypnose mit Sicherheit das wirksamste Verfahren ist. Ich würde sie nicht einsetzen, wenn sie nicht so sanft, wohltuend und dennoch hocheffektiv wäre.

Wenn Sie einen guten Hypnotiseur mit einem guten Ruf und dessen Stimme sie sehr angenehm finden in Ihrer Nähe haben, empfehle ich gerne dieses tolle zusätzliche Verfahren in Ihrer Entwöhnung dazu zu nehmen.

Es gibt jedoch leider zahlreiche Unwahrheiten über Hypnose und ganz viele Hypnotiseure, welche die Menschen schlichtweg abzocken und ihnen dabei gleichzeitig alles andere als etwas Gutes für die Psyche tun. Da dieses Thema jedoch hier den Rahmen sprengen würde, möchte ich Ihnen an der Stelle mein Video zu diesem Thema empfehlen, das Sie sich auf meinem Youtube-Kanal kostenlos anschauen können. Darin werden Sie ganz genau erfahren, worauf Sie bei einer zusätzlichen Zuhilfenahme von Hypnose unbedingt achten sollten, um nicht in die Hände eines Scharlatans oder Abzockers zu gelangen, von denen es leider mehr als genug auf dem Markt gibt.

Hypnose ist nämlich viel besser als ihr Ruf. Sie ist sehr sanft, wohltuend und im Gegensatz zu vielen Medikamenten, die es in der Raucherentwöhnung gibt, vollkommen frei von Nebenwirkungen. Dazu ist Hypnose auch sehr entspannend, stressabbauend und damit oft auch sehr gesundheitsförderlich, welcher Effekt gerade von „Stress-Rauchern“ sehr begrüßt wird.

Gleichzeitig wird in einer guten Hypnose zur Raucherentwöhnung verhindert, dass Sie nach dem Aufhören ein zusätzliches Hungergefühl bekommen und auch der Wunsch nach körperlicher Bewegung wird gestärkt. Dadurch müssen Sie dann nicht einmal mehr Ihren inneren Schweinhund mühsam überwinden und bekommen viel mehr Freude an Sport und Dingen, die Ihnen eine schlanke Figur auf gesunde Weise ermöglichen können.

So kann man jeder Suchtverlagerung vorbeugen und verbrennt gleichzeitig durch den Wunsch nach mehr Bewegung die 200 Kalorien ganz locker am Tag nebenbei.

Unter Zuhilfenahme einer guten Hypnose macht das Aufhören oft sogar Spaß.

Häufig werde ich gefragt: „Muss man unbedingt eine Hypnose zum Rauchen aufhören dazu nehmen?“ – Selbstverständlich nicht! Aber durch eine Hinzunahme kann man einfach viel leichter die Sucht in die Tiefe gehend sanft auflösen und damit Rückfälle verhindern, eine Suchtverlagerung vermeiden, es sich deutlich leichter machen und das enorme Potenzial der eigenen Psyche voll entfalten. Um all diese Effekte wirklich voll auszuschöpfen, machen wir für die Menschen, die zu uns kommen, wie gesagt nicht ohne Grund sieben Hypnosen, die sie kostenlos dazu bekommen.

Wenn Sie mehr über Hypnose wissen möchten, schauen Sie sich wie gesagt einfach mein YouTube-Video dazu an oder schauen Sie doch mal auf die entsprechende Rubrik einer meiner Homepages raucher-werden-frei.de oder kaufmann-praxis.de.

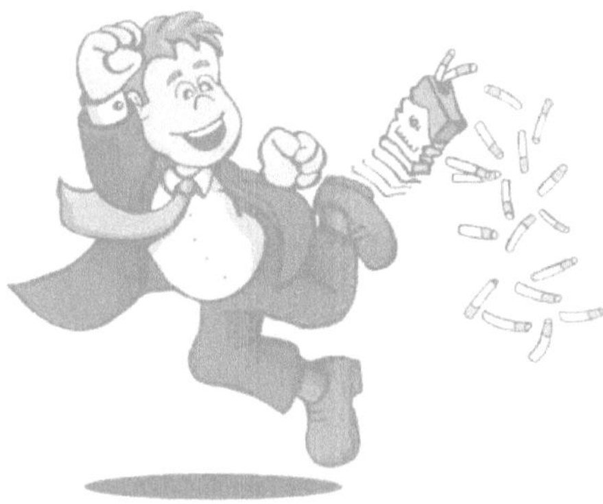

10 schlank machende Nichtrauchergebote

Im Folgenden möchte ich Ihnen hier nun zusammenfassend 10 Tipps oder „Gebote“ mitgeben, durch die Sie schlank zum Nichtraucher werden können. Diese wirksamen Tipps sollten Sie beherzigen, wenn Sie sich um Ihr Gewicht als Nichtraucher sorgen:

1. Schon täglich nur **eine halbe Stunde Bewegung** wie zum Beispiel Radfahren, Walking oder Joggen hilft locker, um etwa 200 Kalorien zu verbrennen. Das hält Ihren Körper straff und tut gleichzeitig auch gut, um den Stress des Tages abzubauen.

2. Man kann das **Mehr an Aktivität** aber auch einfach über den Tag verteilen. Z.b. Treppen steigen statt Aufzug nehmen, kurze Wege mit dem Fahrrad statt mit dem Auto fahren oder einen innerlich Ausgleich schaffenden Abendspaziergang machen, statt müde vor dem TV rumzuhängen. Hierdurch kurbeln Sie den Stoffwechsel an und tun sich, Ihrem Körper und Ihrer Seele etwas Gutes.

3. Zwei Tassen **Kaffee oder Grüntee** über den Tag verteilt erhöhen übrigens den Stoffwechsel in etwa genauso wie das Nikotin der Zigaretten. Der große Unterschied ist jedoch, dass Zigaretten hochgradig krebserregend sind, während Grüntee der Bildung von Krebs sogar entgegenwirkt.

4. **Keine Radikal-Diät!** Nach einer Diät tendiert der Körper dazu, durch diese künstliche Notsituation Reserven anzulegen für den Fall, dass es mal wieder dazu kommt. Zudem gewinnt bei einer Diät gerade das Verbotene an Attraktivität.
   Diesen „Reiz des Verbotenen“ sollten Sie übrigens auch beim Aufhören mit dem Rauchen berücksichtigen. Ändern Sie hier Ihre mentale Sichtweise: **Verbieten Sie es sich nicht zu rauchen,**

sondern erlauben Sie es sich, frei zu sein und nie mehr das elende Stinkgift rauchen zu müssen.

Worin hier der Unterschied liegt? Nicht nur in der Formulierung, sondern vielmehr in unserem gefühlten Erleben der Situation, wenn wir sie zu unserem Vorteil umbewerten. Das entscheidet letztlich darüber, ob wir es schaffen oder nicht! Daher erlauben Sie sich selbst, ab heute frei von der stinkenden Sucht zu sein. Sagen Sie sich so positive Sätze, wie z.B. „Ich genieße es, stark zu sein!" oder *„Ich genieße mein freies Nichtraucherleben!"*

5. Wenn Sie etwas essen, dann **essen Sie es bitte bewusst und mit Genuss**. Kauen Sie gründlich und genießen Sie jeden einzelnen Bissen. Lassen Sie sich so viel Zeit beim Essen, wie Sie benötigen, um es ganz bewusst zu genießen.

6. **Achten Sie auch darauf, was Sie essen:** Viele Vitamine, ballaststoffreiche und fettarme Nahrung sind sinnvoll.

7. Auch Süßes oder Fettiges sind **gelegentlich in kleinen Mengen** erlaubt, aber auch hier gilt: Essen Sie bewusst davon - nicht nebenbei oder gar als Ersatz für das Rauchen. Am besten ist es jedoch, zur Sicherheit für eine Weile besonders kalorienhaltige Dinge zu reduzieren. Essen Sie auch möglichst wenig Fett und Kohlenhydrate gemeinsam in einer Mahlzeit, denn hierbei verbrennt der Körper zuerst die Kohlenhydrate und das Fett wandert dann oft an die Hüften ...

8. **Reduzieren Sie ggf.** doch einmal **für eine Weile etwas Ihren Alkoholkonsum**, wenn das für Sie in Frage kommt: Alkohol enthält nicht nur sehr viele Kalorien und verlangsamt die Fettverbrennung, sondern er macht oft auch zusätzlichen Hunger, den

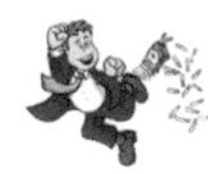

man bei anderen Getränken nicht bekommt. Dazu kommt, dass man durch ihn oft die Hemmungen verliert und mehr isst, als man eigentlich Hunger hat. **Auch verstärkt er das Rauchverlangen** in der ersten Zeit! Wenn Sie in der nächsten Zeit etwas weniger Alkohol trinken, weichen Sie damit gleichzeitig auch einer nicht unerheblichen Rückfallgefahr aus und bleiben als Nichtraucher schlanker!

9. **Aktivität und Ruhe sollten sich abwechseln.** Steigern Sie Ihr Wohlbefinden durch kurze Bewegungsphasen (Treppen steigen oder Gymnastik) und genießen Sie danach kurze Entspannungspausen, die genauso wichtig sind.

10. Essen Sie idealerweise regelmäßig mit drei Hauptmahlzeiten und nicht zwischendurch einfach nur aus Langeweile, Frust oder zur Ablenkung. Heißhungerattacken kann man durch **regelmäßige und vollwertige Mahlzeiten** vermeiden. **Vollkorngebäck** hält übrigens bei gleichen Kalorien doppelt so lange satt wie wertloses Weißbrot oder Weißmehlbrötchen.

Davon werde ich umsetzen:

1. ______________________________

2. ______________________________

3. ______________________________

4. ______________________________

5. ______________________________

Fazit: Wenn Sie diese Tipps **beherzigen und umsetzen**, haben Sie keinen nennenswerten Gewichtsunterschied zu erwarten.

Manche Ex-Raucher haben durch die konsequente Umsetzung dieser Tipps während der Befreiung aus der stinkenden Sucht sogar noch etwas abgenommen. Das ist durch den nun besseren Ausdauersport und das sich als Nichtraucher einstellende allgemeine Leistungshoch auch für Sie möglich, wenn Sie wollen.

Übrigens: Wussten Sie, dass Sie als Nichtraucher schon bald auch einen besseren Muskelaufbau nach dem Training haben?

1. Durch das Rauchen wurden bisher bestimmte muskelabbauende Enzyme deutlich aktiver. Dadurch haben Raucher deutlich weniger Muskeln wie später als Nichtraucher.

2. Durch die bessere Durchblutung haben Sie als Nichtraucher außerdem eine schnellere Regeneration nach dem Training.

-> Wenn man jetzt noch bedenkt, dass Muskeln wahre Fettverbrennungsöfen für den Körper sind, wird einem klar, dass man als Nichtraucher sogar eine bessere Figur haben kann.

Nochmals, weil es so wichtig ist: Egal ob Radfahren, Schwimmen oder Laufen - Ausdauersport ist gesund und ist spitze für unsere Figur! Genießen Sie dabei das Gefühl, wie schön es ist, plötzlich als Nichtraucher wieder mehr Luft zu haben. Freuen Sie sich über all die positiven Veränderungen, die Sie als Nichtraucher erleben können.

Noch ein guter Tipp:

Lassen Sie es sich gut gehen!

Wer sich ständig das versagt, was er eigentlich möchte, also gegen seine eigenen Bedürfnisse handelt, braucht irgendwann Kompensationsmöglichkeiten. Klar, dass man dann anstatt des Rauchens entweder vermehrt zum Essen greift oder durch eine zu starke Selbstreglementierung sogar rückfällig werden kann.

Das heißt für Sie: Belohnen Sie sich dafür, dass Sie es geschafft haben, mit dem Rauchen aufzuhören und lassen Sie es sich gut gehen. Sie haben es sich verdient!

Achten Sie auch auf Ihre vielfältigen Bedürfnisse, z.B. nach Liebe, Kontakt/Freundschaften, Anerkennung, Selbstverwirklichung, körperlicher Bewegung, sexueller Erfüllung uvm. **Denn wenn Sie Ihre wichtigsten Bedürfnisse lernen zu befriedigen und sich in Gedanken selbst zu unterstützen, dann wird auf Dauer keine Sucht der Welt mehr Platz in Ihrem Leben haben.**

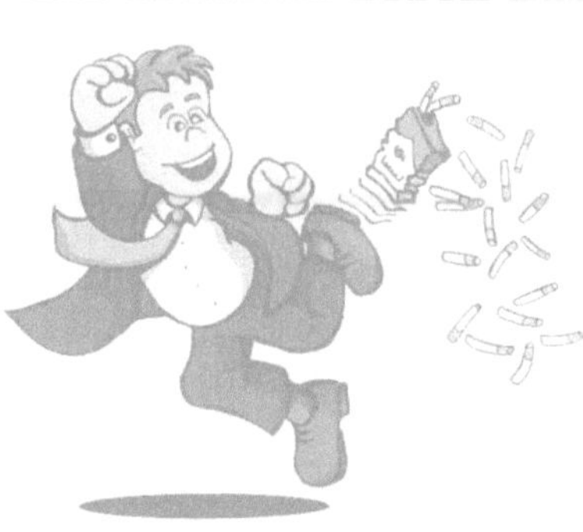

Schlusswort zum Kapitel „Schlank als Nichtraucher!"

Ich bin mir sicher, wenn Sie diese Punkte umsetzen, werden Sie sich bezüglich Ihrer Figur keine Sorgen machen müssen. Der einzige Punkt, der für manche Menschen alleine durch die Lektüre eines Buches schwer aufzulösen sein könnte, ist das Thema Suchtverlagerung.

Dabei handelt es sich wie gesagt in der Regel um nicht bewusste Ersatzhandlungen. Mit einem Buch setzen wir am Bewusstsein an und es ist auch wichtig, sich diese unbewusst ablaufenden Dinge einmal bewusst zu machen. Das einzige Problem ist nur leider, dass viele Menschen dieses Bewusstsein nicht ohne weiteres durch ihren Alltag aufrechterhalten können. Ohne, dass es den Betroffenen bewusst ist, greifen manche ehemalige Raucher dann eben doch statt wie früher zur Zigarette plötzlich zum Schokoriegel oder anderen kalorienhaltigen Dingen.

Dies geschieht wie gesagt nicht, weil man dumm wäre. Nein, man macht es wie gesagt vollkommen unbewusst, um sich dadurch kurzfristig ein klein wenig besser zu fühlen.

Ich habe lange überlegt, wie man mit einem Buch genauso wirkungsvoll dagegen vorgehen kann, wie ich es durch meine Raucherentwöhnung mittels mehrerer Hypnosen erreiche. Diesbezügich muss ich anmerken, dass es allein auf Verstandesebene leider sehr schwer ist, eine bei allen Menschen richtig tiefgehende Auflösung der Sucht in der Psyche zu erreichen, denn nur so lässt sich eine Suchtverlagerung sicher für alle Leser/innen zu vermeiden.

Ich möchte aber auch klarstellen, dass es trotzdem sehr viele Menschen auch ohne Hypnosen geschafft haben, dauerhaft glückliche Nichtraucher*innen zu werden. Und sogar ohne Gewichtszunahme. Sie müssen jetzt also wie gesagt nicht denken, dass eine Hypnose für Ihren Erfolg zwingend notwendig ist.

Es ist einfach mein Verständnis von professioneller Beratung darauf hinzuweisen, welche Verfahren im Rahmen einer ganzheitlichen Raucherentwöhnung nachgehende Schwierigkeiten vermeiden können.

Sie werden also keine Hypnose brauchen, wenn sie sich konsequent an meine Tipps halten. Sollten Sie dies im Alltag übersehen, dadurch zunehmen und anschließend ggf. dem Gedanken verfallen, deswegen wieder mit dem Rauchen anzufangen, rufen Sie bitte vorher bei uns an! Gerne zeigen wir Ihnen dann Wege auf, die weitaus gesünder und viel günstiger für Sie sind als Dickmacher oder Zigaretten.

Meine Telefonnummer finden Sie am Ende des Buches.

Ansonsten betone ich nochmals ausdrücklich, dass es letztlich Sie selbst sind, der es in der Hand hat, ob Sie zunehmen oder nicht. Ich habe wie gesagt ganz viele Menschen begleitet, die durch das Nichtraucher werden kein einziges Gramm zugenommen haben. Und Sie können das ganz genauso!

Gehen Sie es daher bitte aktiv an, denn zwischen Erfolg und Traum entscheidet letztlich nur eines: Die Tat!

Machen Sie heute Dinge
für Ihre Figur und Ihren Erfolg,
auf die Sie bald stolz sein
werden!

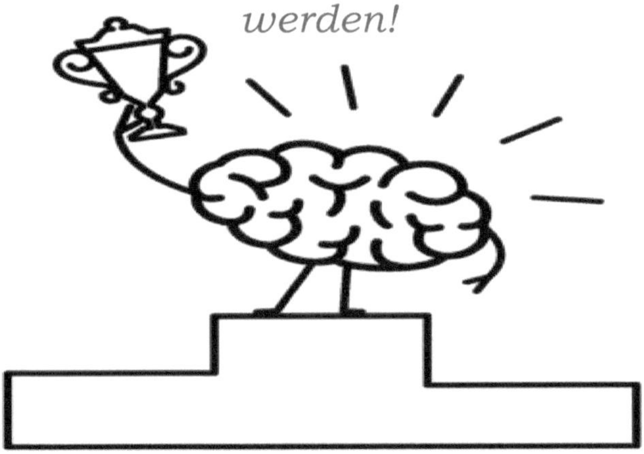

Kapitel 12
GEWOHNHEITEN UND WAS FÜR UNS „NORMAL“ IST

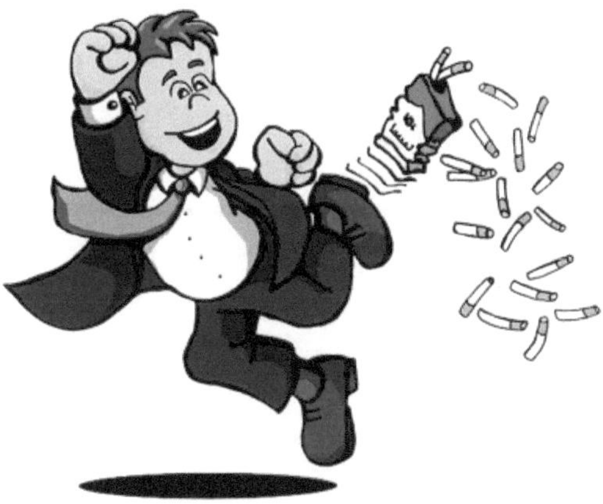

„Wir kreieren erst unsere Gewohnheiten und dann kreieren unsere Gewohnheiten uns.“

(John Dryden)

Da wir Menschen „Gewohnheitstiere“ sind, möchte ich an dieser Stelle einmal die Sache mit den Gewohnheiten etwas genauer durchleuchten:

Viele Menschen, wie u.a. Sie und ich, haben sich vor langer Zeit das Rauchen angewöhnt. Andere haben sich andere negative Gewohnheiten zugelegt, wie z.B. Sport zu meiden oder täglich Fast Food einer gesünderen Ernährung vorzuziehen. Die Antwort auf die Frage, warum Menschen dies immer wieder tun, obwohl Sie doch wissen, dass es ungesund ist, ist einfach: Weil ihnen diese Gewohnheiten zunächst bequemer erscheinen, als sich neue, gesündere Gewohnheiten zuzulegen.

Andere Menschen haben sich hingegen gesündere Gewohnheiten angewöhnt, wie z.B. regelmäßig Sport zu treiben und sich gesund zu ernähren.

Wenn man nun mit etwas Abstand und ganz neutral die Menschen mit den gesunden Gewohnheiten mit denen vergleicht, deren Gewohnheiten ungesund sind, stellt man zunächst etwas Merkwürdiges fest:

Menschen mit gesunden Gewohnheiten, fallen diese letztlich genauso leicht wie den anderen, ihre ungesunden Gewohnheiten!

Doch wie kann das sein? Ganz einfach: Für jeden ist genau das normal und leicht, was er sich einmal angewöhnt hat.

Oft kann das zwar jemand, der z.B. schon immer Sport gemieden hat, nur schwer nachvollziehen, aber einem Sportler fehlt tatsächlich sogar etwas, wenn er nicht regelmäßig seinen Sport treibt. Und auch einem Öko-Freak fehlt etwas, wenn er nicht regelmäßig seinen Salat und seine Vitamine bekommt. Ja, er würde sich sogar richtig schlecht fühlen, wenn er das gleiche Fastfood essen müsste, wie dies andere regelmäßig tun und das auch noch freiwillig. Umgekehrt gilt natürlich das Gleiche.

So haben der Öko-Freak und der Fastfood-Liebhaber also ganz entgegengesetzte innere Vorstellungen in Bezug auf das, was Freude und Schmerz für sie bedeutet. Denn jeder verhält sich letztendlich so, wie er meint, dass ihm dieses Verhalten ein Mehr an Freude bringt oder ihn vor negativen Gefühlen schützt.

Und das Gleiche gilt natürlich auch beim Vergleich von Rauchern und Nichtrauchern. Auch mancher Raucher hat Angst, dass ihm etwas fehlen könnte, wenn er mit dem Rauchen aufhört, während ein Nichtraucher das oft gar nicht nachvollziehen kann, weil ihm ja ohne das Rauchen überhaupt nichts fehlt. Daher ist es wichtig, wenn wir uns künftig anderes verhalten wollen, dass wir uns ein wenig für die innere Vorstellungswelt derjenigen öffnen, denen genau dieses Verhalten leichtfällt. Wenn wir diese Vorstellungswelt verinnerlichen, wird uns das neue Verhalten am Ende genauso leichtfallen.

„Gewohnheiten erleichtern das Leben, weil sie es strukturieren, aber sie nehmen ihm dafür auch Teile von Flexibilität, Spontanität und: Toleranz."

(Wolfgang J. Reus)

Nehmen wir uns daher bitte wieder diese ***Flexibilität, Spontanität und Toleranz*** zurück. Diese Fähigkeiten werden uns sehr helfen, die einengende Gewohnheit wieder zu verändern.

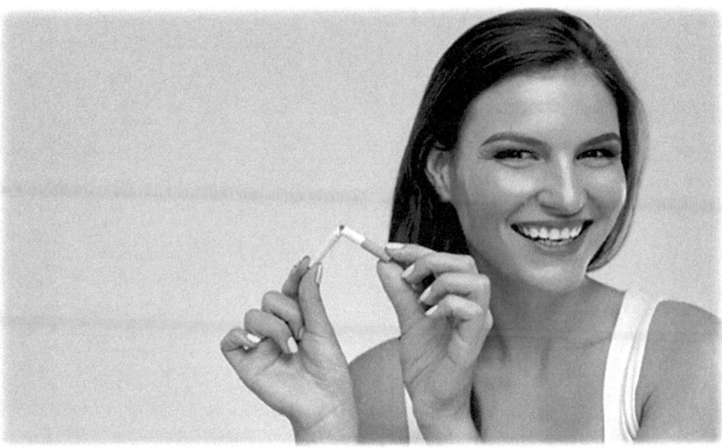

Unsere Weltsicht beeinflusst unser Verhalten

Doch nicht nur das: Oft sind wir innerlich von unserem Verhalten auch noch so stark überzeugt, dass wir jedes andere Verhalten als etwas merkwürdig empfinden. Keinem fällt sein eigenes Verhalten schwer, während für ihn die eine oder andere Gewohnheit eines anderen nur mit größter Überwindung möglich wäre. Daher muss sich z.B. eine Sportskanone in der Regel nicht einmal überwinden, wenn er Sport treibt, während es einem Sportmuffel oft schon schwerfällt, überhaupt die Turnschuhe aus dem Keller zu holen. Genauso leicht fällt es letztlich auch all den Nichtrauchern, nicht rauchen zu müssen. So ist das Rauchen für Raucher genauso normal wie das Nichtrauchen für Nichtraucher. Jeder denkt, dass das, was er tut, für ihn okay sei.

Wenn jemand aber, wie glücklicherweise auch Sie, zur Erkenntnis gelangt ist, dass sein bisheriges regelmäßiges Verhalten zu viele Nachteile mit sich bringt und dass z.B. ein Nichtraucherleben doch viel erstrebenswerter wäre, steht er erst einmal vor einer kleinen inneren Herausforderung.

Er muss sich erst einmal ehrlich eingestehen, dass viele seiner bisherigen Überzeugungen vielleicht doch nicht ganz förderlich waren, denn sonst würden sie ihn nicht in einem Verhalten gefangen halten, das er gar nicht mehr möchte. Hat er dies geschafft und in seinem Kopf die Kehrtwende hinbekommen, wird ihm die Veränderung verhältnismäßig leichtfallen.

Auf Deutsch: Dann hat es bei ihm ***„klick“*** gemacht!

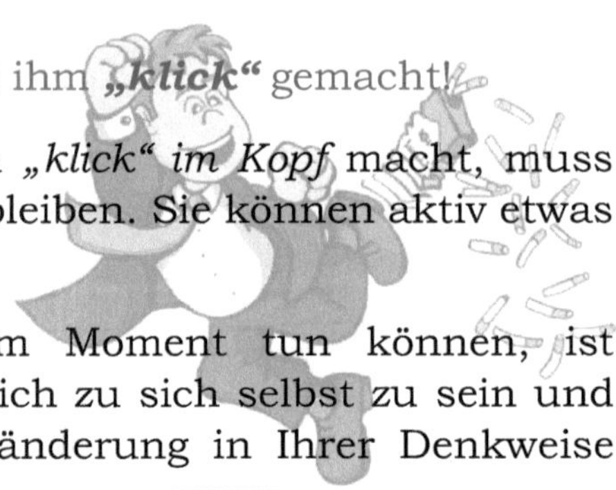

Dass es nun auch bei Ihnen *„klick“ im Kopf* macht, muss nicht dem Zufall überlassen bleiben. Sie können aktiv etwas dafür tun.

Das Wichtigste, was Sie im Moment tun können, ist zumindest ganz und gar ehrlich zu sich selbst zu sein und weiterhin offen für eine Veränderung in Ihrer Denkweise über das Rauchen. Denn all das, was Sie übers Rauchen glauben, wird sich verwirklichen; und zwar in Ihrem Leben! Wenn Sie z.B. glauben, dass das Rauchen absolut überflüssig ist, dann werden Sie es sein lassen können. Falls Sie aber glauben würden, mit der Sucht niemals brechen zu können, dann würde sich auch das verwirklichen. Der Glaube versetzt nun einmal Berge, wie man so schön sagt.

Jesus Christus sagte einmal zu einem Menschen, der ihn berührte und daraufhin gesund wurde, dass nicht er ihn geheilt habe, sondern: ***„Dein Glaube hat Dich geheilt!“***

Buddha sagte: ***„Alles, was wir sind, ist das Ergebnis dessen, was wir über uns gedacht haben!“***

Der römische Kaiser und Philosoph Mark Aurel sagte einmal: ***„Wir sind das Ergebnis unserer Gedanken!“***

Und egal, an welche Religion wir nun glauben, es ist letztlich im Grunde immer dieselbe wahre Grundaussage. Sie zeigt, welch enorm großen Einfluss unsere Gedanken und Glaubensmuster auf unser Leben haben.

Als „Glaube“ im Sinne des Zitats von Jesus verstehe ich Gedanken, an denen man mit Beharrlichkeit und/oder Gewissheit festhält, solange bis sie für uns zur eigenen *Wirklichkeit* werden.

Und diese eigene Wirklichkeit ist wiederum das, was sich entscheidend auf unser Verhalten und Leben auswirkt. Unsere *Wirklichkeit wirkt* also auf uns und unser Leben!

Was nützt uns jetzt diese Erkenntnis?

Sie kann Ihr Leben verändern und Ihnen noch bei weitaus mehr helfen, als nur das Rauchen loszuwerden, wenn Sie lernen sie umzusetzen. Daher schaffen Sie sich nun über Ihre Gedanken eine Wirklichkeit über sich, die zu Ihrem Ziel, Nichtraucher zu werden, passt!

Das bedeutet jetzt ganz konkret:

Bezeichnen Sie sich ab sofort als Nichtraucher/in!!

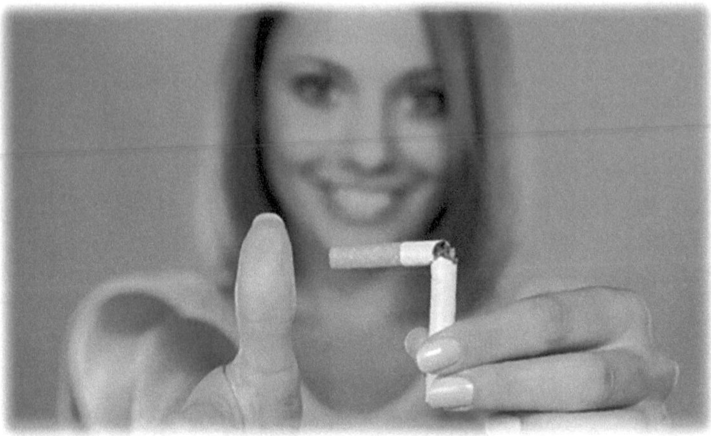

Falls Sie noch die eine oder andere Zigarette rauchen sollten, dann sind Sie eben ein „werdender Nichtraucher“, aber Ihr Ziel und Ihre neue Identität müssen klar sein und auch miteinander übereinstimmen!

Legen Sie sich selbstbestimmt, als neue Definition Ihrer Selbst, auch ein neues Selbstbild **als Nichtraucher/in** zu. Dies können Sie z.B. tun, indem Sie am Ende des Buches oder ggf. auch gleich, wenn Sie möchten, die definitiv letzte Zigarette rauchen. Danach sollten Sie unbedingt in einen Spiegel schauen und sich sagen:

„So, das wars: *AB JETZT bin ich Nichtraucher! Ein Nichtraucher ist jemand, der nicht mehr raucht. Und genau das werde ich ab jetzt tun! Ich bin Nichtraucher und ich bleibe für immer Nichtraucher.”*

Sehen Sie sich dabei bitte im Spiegel in die Augen und meinen Sie das auch so.

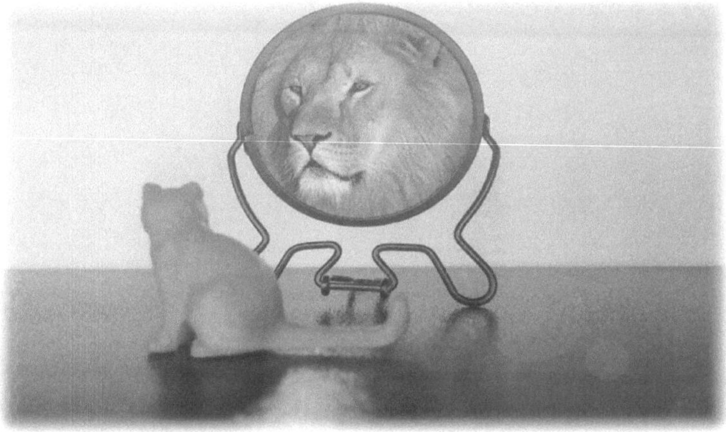

Falls Sie das hier an dieser Stelle noch nicht mit voller Überzeugung können, dann tun Sie es eben erst später nochmals richtig intensiv, denn halbherzig durchgeführt würden Sie sich damit nur selbst belügen.

Bis dahin prüfen und verwerfen Sie bitte all diejenigen Gedanken, die Sie vielleicht noch in Ihrer alten Raucheridentität festhalten.

Machen Sie Schluss mit diesen alten und hinderlichen Gedanken, **denn Ihre Gedanken bestimmen über Ihr Leben!** Ein wahres Sprichwort hierzu lautet:

„Der Unterschied zwischen einem Weisen und einem Narren ist der, dass der Weise seine Gedanken beherrscht, während der Narr von ihnen beherrscht wird."

Beherzigen Sie diese Wahrheit. Sie sagt im Grunde das aus, was wir mit dem Prinzip von Ursache und Wirkung meinen: Jeder einzelne Gedanke ist eine Ursache! Und da Sie ihn denken, wird er sich in Ihrem Leben verwirklichen. Je öfter und intensiver Sie ihn denken, umso mehr.

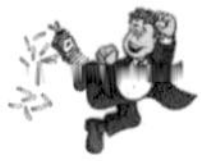

Sich mental optimal vorbereiten!

„Die Logik bringt dich von A nach B. Deine Vorstellungskraft bringt dich überall hin.“

Albert Einstein

Was dabei hilft, sich möglichst gut innerlich für ein neues, und freies Nichtraucherleben zu öffnen, ist folgende kleine Mentalübung. Beantworten Sie sich dabei folgende Fragen und stellen Sie sich jeweils gleich hier und jetzt **die Antworten** für sich persönlich **möglichst intensiv und bildhaft** vor:

Wie wird es wohl sein, wenn das Leben als Nichtraucher, das Sie derzeit anstreben, für Sie bald genauso „normal“ sein wird, wie Ihr jetziges Leben - nur mit dem wichtigen Unterschied, dass es wesentlich mehr Vorteile mit sich bringt?

Stellen Sie sich dies bitte einmal bildhaft und möglichst konkret, ganz intensiv vor.
Lesen Sie bitte erst dann weiter.

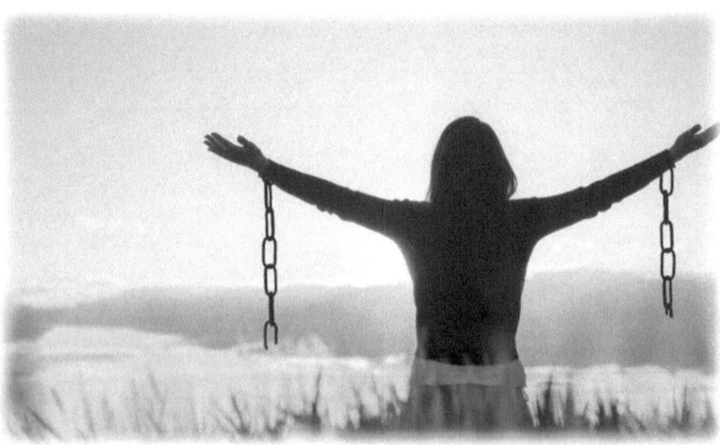

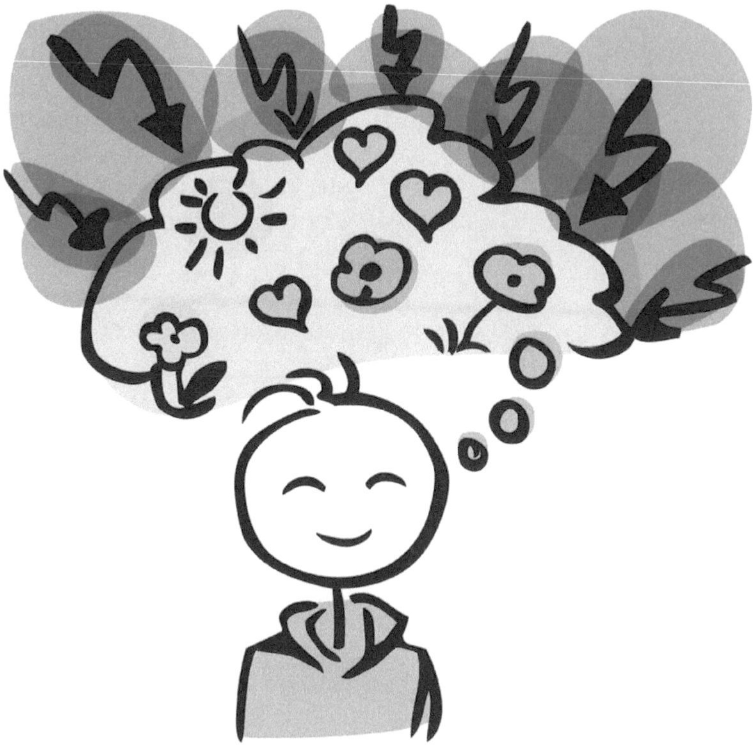

Überlegen Sie auch einmal kurz innerlich für sich selbst, um wie viel besser es Ihnen als Nichtraucher gehen wird. Stellen Sie sich möglichst konkret vor, wie sich die positiven Veränderungen nach und nach in Ihrem Leben verwirklichen werden.

Tun Sie dies bitte jetzt und lassen Sie sich dabei, wenn nötig, etwas Zeit!

Überlegen Sie auch einmal, warum Sie die neue Freiheit dann auch nie wieder gegen das alte Raucherdasein eintauschen werden.

Überlegen Sie dies bitte jetzt!

Wenn Sie dies noch effektiver tun wollen, halten Sie das Ergebnis schriftlich als eine Art Vertrag für sich selbst fest.

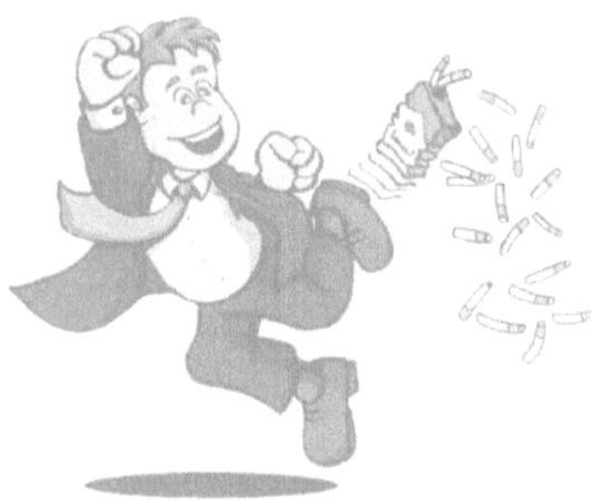

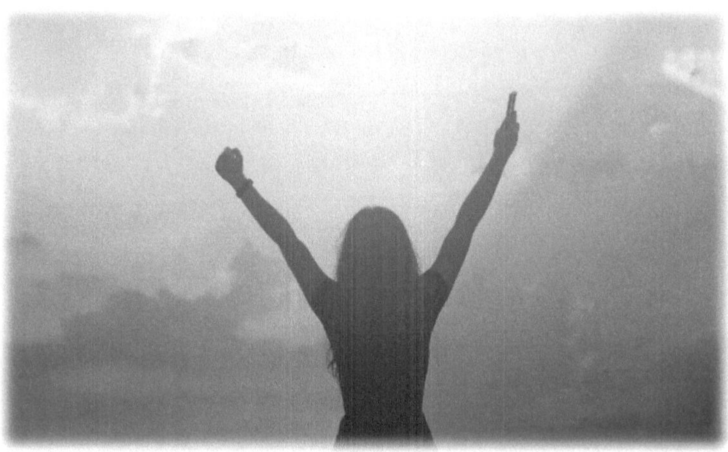

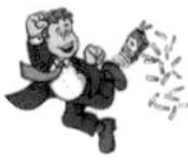

Dann stellen Sie es sich noch einmal vor, auch wenn es Ihnen jetzt vielleicht noch ungewöhnlich vorkommen mag, wie toll und normal es bald schon für Sie sein wird, nie mehr rauchen und stinken zu müssen.

Stellen Sie sich bitte vor, wieviel besser Sie riechen und wie unsagbar stolz Sie auf sich sein werden!

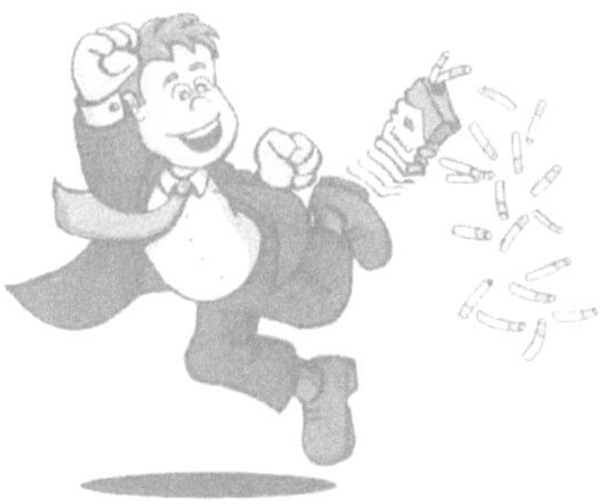

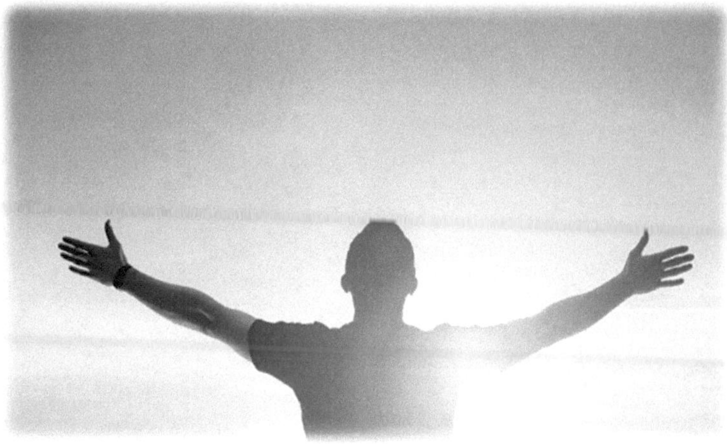

Tipps für die Mentalübung:

Sollten Sie ggf. beim Vorstellen noch ein wenig skeptisch sein, ist das nur Ihr auf der Vergangenheit beruhendes Denkmuster, das vielleicht noch zweifelt. Stellen Sie es sich trotzdem einfach **bildhaft** vor, so als wäre es wahr, denn durch die intensive und ganz konkrete Vorstellung beeinflussen Sie mental Ihr Unterbewusstsein. Über dieses können wir Ihr zukünftiges Verhalten viel besser beeinflussen als über die Einengung der alten, lediglich vergangenheitsbezogenden Gedanken. Durch Ihre Vorstellungskraft erschaffen wir eine neue Zukunft, die besser wird als die Vergangenheit!

Am besten machen Sie diese kleine Mentalübung, während Sie sich dabei ganz konkret vorstellen, dass es Ihnen in all den Situationen, in denen Sie früher geraucht haben, jetzt sogar noch besser geht als damals, als Sie noch rauchen mussten.

Tun Sie dies bitte jetzt! Und dann beginnen Sie diese Übung gleich bitte nochmals von vorne.

Wiederholung festigt Neues im Gehirn!

Wenn Sie diese Übung **öfters wiederholen,** werden Sie es deutlich leichter haben Nichtraucher/in zu sein, weil Sie sich dabei auf das Richtige konzentrieren. Sie machen sich dabei möglichst konkrete, positive Vorstellungen von Ihrem glücklichen und freien Nichtraucherleben. Dabei bereiten Sie Ihre Psyche, also sich selbst innerlich, jedes Mal ein Stückchen mehr darauf vor, für immer Nichtraucher zu bleiben.

Der Trick bei dieser kleinen Mentalübung ist, dass unser Unterbewusstsein nicht zwischen Vorstellung und Realität unterscheiden kann. Je öfter und positiver Sie sich daher künftige Nichtrauchersituationen vorstellen, umso leichter wird es Ihnen in diesen Situationen auch tatsächlich später fallen, nie mehr rauchen zu müssen. So können Sie einfach schon mal im Geiste vorab eine ganze Reihe innerer Verbindungen zur Zigarette lösen.

Wichtig sind bei dieser Übung vor allem zwei Elemente des inneren Erlebens:

1. Sich alles möglichst bildhaft vorzustellen und

2. es auch gefühlsmäßig möglichst intensiv zu erleben.

Wiederholen Sie bitte die Übung jetzt gleich nochmals von Anfang an und stellen Sie sich dabei alles noch intensiver vor als gerade eben! Wiederholen Sie die Übung dann bitte noch mindestens drei weitere Male, nachdem Sie dieses Kapitel zu Ende gelesen haben.

Ihre Psyche wird es Ihnen danken! ☺

Gewohnheiten entstehen – Gewohnheiten vergehen!

Wie wäre es denn, wenn Ihnen bald schon Ihr künftiges Leben als Nichtraucher genauso leichtfällt, wie bisher das Rauchen?

Wie gesagt, fallen uns Menschen unsere Gewohnheiten leicht! Dennoch lassen sich Gewohnheiten auch wieder verändern. Daher werden wir uns nun einmal anschauen, wie solche Gewohnheiten eigentlich entstehen und wie man sie wieder ändern kann, sodass es Ihnen am Ende tatsächlich eines Tages genauso leichtfallen wird, Nichtraucher zu sein, wie es Ihnen gefallen ist, zu rauchen.

Beispiel: Als Sie mit 17 oder 18 Jahren (oder wann auch immer es bei Ihnen war) Ihren Führerschein gemacht haben, war das Autofahren für Sie zunächst einmal neu und manches anfangs noch schwierig. Mit den Jahren wurde es jedoch ganz normal und heute fällt es Ihnen leicht.

Das Gleiche war auch einmal mit Ihrem Partner so. Irgendwann haben Sie sich verliebt und eine gewisse Zeit später war das Zusammensein plötzlich ganz normal. Sie haben sich aneinander gewöhnt und wollen vielleicht gar nicht mehr alleine leben. – Andererseits ist es bei manchen Singles genau umgekehrt. Sie haben sich an das Alleinsein so sehr gewöhnt, dass sie dessen Vorteile nicht mehr aufgeben und sich nicht mehr in eine feste Partnerschaft begeben möchten.

So tun wir Menschen jahraus und jahrein vielerlei Dinge, die für uns völlig normal sind, am Anfang aber alle noch neu und unbekannt waren.

Genauso gut, wie wir uns jedoch daran gewöhnt haben, dass bestimmte Dinge zu unserem Leben gehören, können wir uns auch daran gewöhnen, dass sie nicht mehr dazugehören.

Denken Sie hierbei nur beispielsweise an einen früheren Bekannten oder Mitschüler, über den Sie heute froh sind, ihn nicht mehr zu täglich sehen zu müssen, an bestimmte Lehrer in der Schule, an Ihre Ex-Stadt, Ex-Nachbarn usw. – Auch, dass uns diese Dinge oder Leute nicht mehr ständig umgeben, finden wir heute ganz normal und sind manchmal sogar ganz froh, dass sie nicht mehr da sind. Wir Menschen können uns also durchaus auch von Dingen lösen, an die wir früher einmal gewöhnt waren.

Ihren Schnulli vermissen Sie heute schließlich auch nicht mehr, oder?

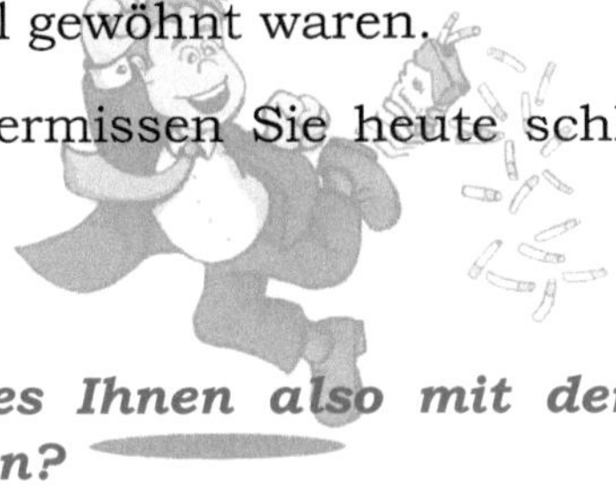

Warum sollte es Ihnen also mit dem Rauchen nicht genauso ergehen?

Wichtig ist bei einer solchen Veränderung allerdings, dass wir innerlich flexibel und offen für das Neue sind. Wenn wir innerlich verkrampft am Alten festhalten und uns innerlich vielleicht sogar noch gegen die Veränderung wehren, bekommen wir bei ihr im wahrsten Sinne des Wortes die Krise. Wir fühlen uns dann schlecht, sind unzufrieden und hadern mit dem Neuen.

So ist es beispielsweise oft auch bei einer Trennung in einer Partnerschaft. Mir ist aufgefallen, dass in meine psychotherapeutische Praxis ausschließlich Menschen wegen Liebenskummer und Problemen mit dem Alleinsein gekommen sind, deren Partner sich für eine Trennung entschieden hatte. Niemals aber kam derjenige, der sich selbst von sich aus von einem anderen Menschen getrennt hatte. Ihm ging es meist ohne den anderen sogar besser, weil er sich selbst für die Trennung entschieden hatte und demzufolge die Veränderung wollte. Dem anderen aber wurde sie auferlegt. Wenn er ihr nicht wirklich innerlich zugestimmt hatte, litt er meist unter ihr.

Ich denke wir können daraus durchaus etwas für Ihre Trennung von der Zigarette lernen. Begrüßen Sie diese bitte innerlich von ganzem Herzen und machen Sie sie nicht, weil sie aufhören müssen.

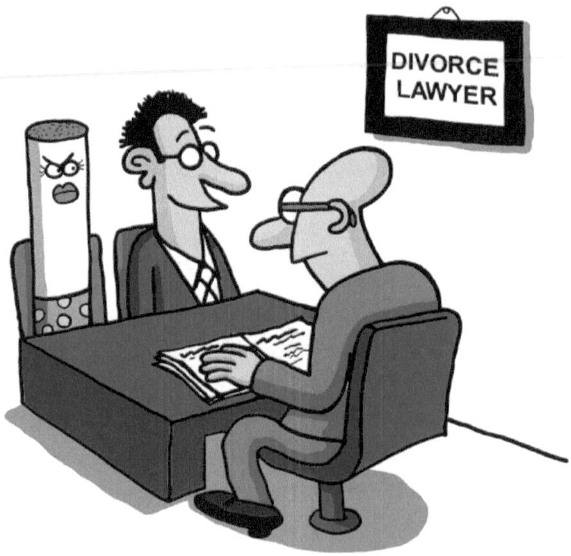

In meinem neuen Buch über Krisen- und Stressbewältigung („Unzerstörbare Stärke - wie man innere Stärke entwickelt und als Gewinner aus Krisen hervorgeht“) zeige ich unter anderem auf, wie wichtig es ist, dass wir innerlich „Ja“ zum Neuen sagen. Wer in sich noch „Nein“ zu der Veränderung sagt, wird es äußert schwer mit ihr haben.

Wie leicht jemand mit dem Neuem klarkommt, bestimmt tatsächlich nur ein einziges Wort:

Ja oder Nein. Was sagen Sie nun innerlich zum Leben als Nichtraucher?

Wir merken uns:

Gewohnheiten lassen sich ändern und dies sogar oft einfacher, als man vorher denkt. Wichtig ist nur, dass wir innerlich von ganzem Herzen „Ja“ zum Neuen sagen. Solange das noch nicht der Fall ist, müssen wir einfach noch ein wenig weiter an unserer Einstellung, also unseren Gedanken über das Neue arbeiten.

Ich habe auf meinen Seminaren immer wieder erlebt, dass sogar manche Entzugserscheinungen wie Aggressionen bzw. Gereiztheit und schlechte Laune in Wirklichkeit gar nicht körperlicher Natur waren, sondern in Wirklichkeit lediglich Ausdruck einer meist unbewussten inneren Sperre gegen das Neue. Sobald ich den jeweiligen Menschen einige für sie ganz persönlich wichtige neue Gedanken mitgegeben hatte, war diese innere Blockade gegen das Neue weg und mit ihr immer plötzlich auch all die Symptome der „Entzugserscheinungen“. Diese waren nämlich lediglich der Ausdruck einer inneren Nein-Haltung gegenüber dem Neuen, weil die Psyche durch ein paar hinderliche Gedanken glaubte, unbedingt noch am Alten festhalten zu müssen.

Seien Sie daher bitte innerlich vollkommen offen für das Neue und beginnen sich innerlich ganz und gar darauf zu freuen! Begrüßen Sie bitte innerlich das Leben als Nichtraucher, sehen Sie immer wieder all seine Vorteile und Sie werden Ihre größte Freude daran haben! ☺

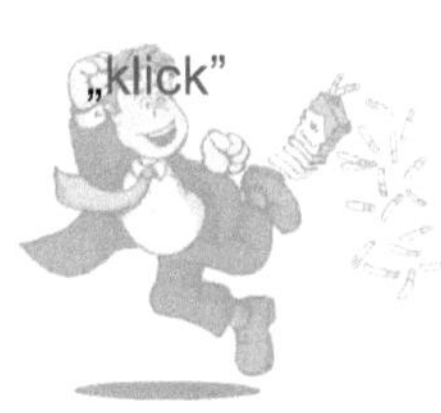

Das Leben vor der Kippe

Erinnern Sie sich auch bitte immer wieder mal an Ihr Leben, bevor Sie mit dem Ihre Klamotten stinken lassenden Drogengift angefangen haben:

Als Kind konnten Sie sich emotional sogar fürchterlich aufregen, wenn etwas nicht nach Ihrem Willen geschah. Sie konnten sich aber auch genauso schnell wieder beruhigen und entspannen, ohne dass Sie dazu eine giftige Zigarette gebraucht hätten.

Auch damals waren Sie schon hin und wieder sogar enormem subjektivem Stress und sogar existenziellen Ängsten ausgesetzt, z.B. wenn als Kind Mama mal nicht da war oder Sie ein Problem hatten, das Sie noch nicht alleine lösen konnten. Als Sie später in der Schule Klassenarbeiten oder andere für Sie damals wichtige Prüfungen schrieben, erlebten Sie auch wiederum subjektiv starken Stress.

Doch mussten Sie damals rauchen, um mit diesem Stress oder irgendwelchen starken Emotionen fertig zu werden, wie es heute als Raucher der Fall ist?

Wohl kaum!

Merke:
Alles, woran wir uns heute gewöhnt haben, war für uns einmal ungewohnt. Doch so einfach, wie man sich an Neues im Leben mit der Zeit gewöhnt, wird man auch Altes wieder los. Was wir verändern, wird für uns sehr schnell schon zur Gewohnheit.

Damals spielten Sie bestimmt gerne an der frischen Luft, ohne dazu giftigen Rauch inhalieren zu müssen. Auch nach dem Essen brauchten Sie kein Gift – und das, ohne dass Ihnen dabei irgendetwas gefehlt hätte. Sie konnten sich wunderbar konzentrieren, entspannen und belohnen, ohne dabei ein Verlangen nach einer Sie vergiftenden Droge zu haben.

Vielleicht dachten Sie damals noch, wenn Sie jemanden rauchen sahen, wie fürchterlich manche Menschen nach diesem Zeug stinken. Und dann wunderten Sie sich, warum ein Raucher das immer wieder freiwillig tut.

Und warum brauchten Sie damals keine Zigaretten?

„Weil ich natürlich damals noch Nichtraucher und auch nicht nikotinabhängig war", denken Sie jetzt vielleicht.

Recht haben Sie, denn selbstverständlich wird kein Mensch als Raucher geboren und daher hat auch niemand von Natur aus in irgendeiner Form ein Bedürfnis nach Zigaretten.

Machen wir uns daher nochmals bewusst:

Der Mensch an für sich braucht keine Zigaretten!

Erst wenn man diese schnell süchtig machenden Nikotingiftstängel einmal angerührt hat, fangen unsere Nerven an, diesen Drogenmist für eine gewisse Zeit regelmäßig zu brauchen. Man braucht das Dreckszeug dann so lange, bis man die manipulativen Werbelügen übers Rauchen durchschaut und beschließt, trotz eventueller Entzugserscheinungen, wieder seinen eigenen Weg in Freiheit zu gehen.

Wenn wir dazu den Entzug nicht überdramatisieren, diese unnötigen Krebsstängel innerlich loslassen, offen werden für etwas Neues/Besseres und einmal für gerade einmal zwei Wochen unserem Körper den Drogendreck ersparen, beenden wir die biologische Sucht. Endgültig. Und für immer!

Dabei öffnet sich uns eine wunderbare Chance: Statt jedes Mal bei Aufregung oder Stress unsere Nerven mit einem Nervengift zu betäuben und am Ende gar nicht mehr wahrzunehmen, wie es uns wirklich geht, können wir lernen, unsere wahren Bedürfnisse zu erspüren und uns zu erfüllen. Durch das Nervengift verlieren viele Raucher nicht nur viel Geld, sondern innerlich nicht selten sogar **sich selbst** in der Sucht.

Es bringt uns im Leben jedoch enorm weiter, uns wieder zu spüren. Sie werden als Nichtraucher wieder spüren, was wirklich gut oder schlecht für Sie ist.

Unsere wahren Bedürfnisse zu erfüllen und Dinge oder Gedanken, die uns nicht guttun bewusst wahrzunehmen und zu verändern, ist der Schlüssel zu echter Freiheit. Das bringt uns innerlich und letztlich auch äußerlich im Leben viel weiter, als unsere Gefühle durch eine Droge manipulativ immer wieder kurzfristig zu verändern.

Wenn wir gleichzeitig auch noch diese **Wachstumschance** ergreifen, wachsen wir in unserer Persönlichkeit enorm beim Ausstieg aus der einengenden Sucht.

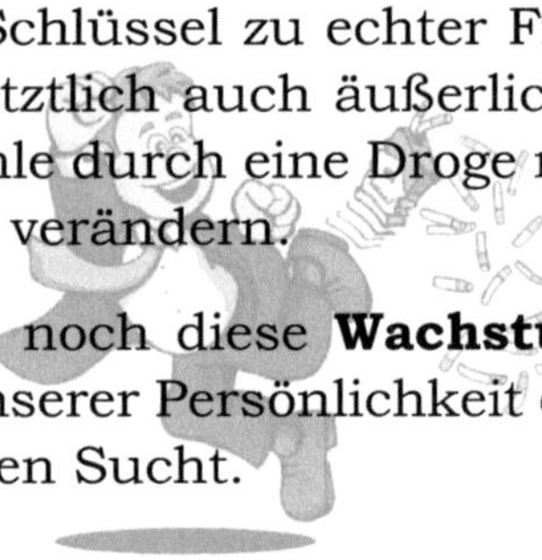

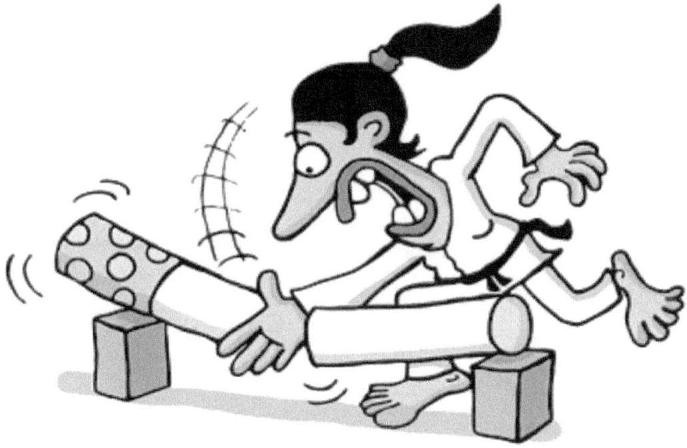

<u>Merke:</u>
Wir Menschen haben natürliche, angeborene Bedürfnisse, wie z.B. nach Liebe, Nahrung, SIcherheit, Zuwendung, uvm. Wenn wir diese erfüllen, geht es uns gut. Kein Baby auf der Welt schreit jedoch, weil ihm eine Zigarette fehlt.

Kapitel 13

DIE LETZTEN HINDERLICHEN GEDANKEN ÄNDERN UND MOTIVIERT DURCHSTARTEN!

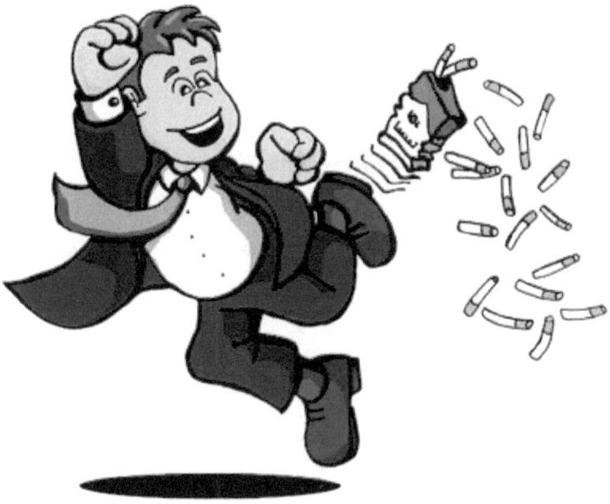

Mit den richtigen Gedanken können Sie Dinge schaffen, die Ihnen bisher unmöglich waren!

Das Rauchen „aufgeben“? Was Sie aufzugeben haben:

Viele Raucher denken beim Aufhören des Rauchens oft daran, was sie wohl alles vermissen werden, wenn Sie das Rauchen „aufgeben“. Daher werde ich Ihnen nun verraten, was Sie eigentlich „aufzugeben” haben, wenn Sie es psychologisch richtig machen:

Gar nichts!

Oh doch, da fallen mir noch ein paar Dinge ein, die Sie „aufgeben“ dürfen, wenn Sie gleich nicht mehr rauchen:

- Sie werden das Gefühl „aufgeben“, ständig wie ein Abhängiger auf diese teuren Freiheitsberauber angewiesen zu sein.
- Sie werden das unterschwellig mitschwingende schlechte Gewissen, sich selbst zu schaden, „aufgeben“ dürfen, welches Sie oft genug hatten, wenn Sie sich eine angezündet haben.
- Dazu werden Sie das Gefühl „aufgeben“ dürfen, wie es ist, von Nichtabhängigen schief oder mitleidig angeschaut und andauernd von allen Seiten „zur Vernunft“ ermahnt zu werden, als wären Sie ein Gehirnamputierter.
- Auch werden Sie die eisige Kälte im Winter oder den strömenden Regen vor der Tür von Nichtraucherräumen „aufgeben“ dürfen und die schiefen Blicke wegen Ihres Geruchs, wenn sie diese wieder betreten.
- Die unterschwellig immer mitschwebende Angst vor Krebs, Herzinfarkt und Schlaganfall werden Sie auch „aufgeben“ dürfen.

Kommen Sie damit klar? - Ich denke schon! ;-)

Was das Rauchen kostet:

Es gibt noch ein weiteres Gefühl, das Sie vielleicht „aufgeben“, wenn Sie nicht sehr viel Geld verdienen und mit der teuren Drogenseuche aufhören:

„Das dumme Gefühl, öfters mal knapp bei Kasse zu sein!“

Ich hoffe Sie verstehen was ich meine! Viele jüngere Raucher hören oft gerade deswegen auf, weil die krankmachende Drogensucht über die Jahre ein echtes Vermögen kostet. Beträge, die oftmals unterschätzt werden.

Was die krankmachende Drogensucht Sie nun tatsächlich kostet:

Kommen wir zu den harten Fakten, was Sie das Weiterrauchen denn tatsächlich kosten würde, denn als Raucher betrachten wir häufig nur den Preis pro Schachtel, statt diesen einmal auf die Jahre hochzurechnen. Halten Sie sich bitte fest, denn dies sind reale Zahlen.

So viel werden Sie künftig sparen:

- 20 Jahre Nichtraucher bei 6€ pro Tag **= 72.172,68€ gespartes Geld!**
- 20 Jahre Nichtraucher bei 7€ pro Tag **= 84.483,51€ gespartes Geld!**
- 30 Jahre Nichtraucher bei 6€ pro Tag **= 145.501,08€ gespartes Geld!**
- 40 Jahre Nichtraucher bei 6€ pro Tag **= 264.551,51€ gespartes Geld!**
- 40 Jahre Nichtraucher bei 7€ pro Tag **= 308.643,42€ gespartes Geld!**

Dieses Geld haben Sie übrigens steuerfrei. Das ist Ihr Nettoverdienst!!!

Geld ist nicht alles und sicher nicht so wertvoll, wie Ihre Gesundheit! Doch gönnen Sie sich lieber sehr viele schöne Dinge, die Sie sich davon kaufen können und **erfreuen Sie sich gleichzeitig an mehr Gesundheit!**

Berechnungsgrundlagen:
5% jährliche Zigarettenverteuerung (in den letzten 30 Jahren wurden Zigaretten nachweislich im Durchschnitt jährlich um 5% teurer). Keine Einbeziehung von Zins und Zinseszins.

Selbstbetrug und was man glaubt zu brauchen...

Manche Raucher sagen oft als Rechtfertigung: „Ach, das Rauchen kann ich mir schon leisten", sind aber tatsächlich ständig knapp bei Kasse. Manch einer dreht sprichwörtlich ständig jeden Cent zweimal herum, bevor er ihn ausgibt, doch verbrennt täglich mit einer 7€-Rattengift-Schachtel Monat für Monat 210€ und Jahr für Jahr erneut satte 2.550€.

Andere Raucher sagen z.B.: „Jedes Jahr einen schönen Urlaub (oder etwas anderes, was ihnen guttun würde). Das kann ich mir nicht leisten." Doch sie könnten es als freie Nichtraucher locker, wenn sie nie mehr wegen Krebsstängeln ständig sparen müssten.

Wie sehr einen nicht nur der Rauch, sondern auch die Drogendealer mental vernebeln können, merkte ich, als ich mich einmal auf einer Party mit zwei jungen Rauchern unterhielt. Sie meinten, „eigentlich" wegen der Gesundheit schon aufhören zu wollen, ... doch eine Raucherentwöhnung könnten sie sich „nicht leisten"... Ich dachte, „Moment, und was kostet das Weiterrauchen?" – Doch davon einmal abgesehen war das eigentlich irre an der Sache, dass sie dies sagten, obwohl sie von ihrer Krankenkasse sogar 100% des Geldes für die Entwöhnung wieder zurückbekommen hätten. Mir fehlten die Worte. Selbst, wenn es nur die Hälfte gewesen wäre, hätten sie, egal durch welche Form der Suchtentwöhnung, auch immer etwas gegen ihre finanziellen Probleme getan, statt sie mit der teuren Sucht nur zu verdrängen. Von den gesundheitlichen Vorteilen und denen für ihre Fitness, Potenz und Haut einmal gar nicht zu sprechen.

Erst dachte ich, dass diese Leute wohl arm seien, doch als ich sah, was für teure Autos sie fuhren, wurde mir klar, dass sie von den Drogendealern völlig manipuliert das Krebsgift innerlich wohl noch als eine Art „Statussymbol" ansahen.

Demzufolge brauchten sie es für ihr Image mehr als für ihre Gesundheit.

Sehen wir die Dinge also, wie sie wirklich sind. Hätten sie sich stattdessen vorgestellt, wie sie durch den Ausstieg aus der Sucht von anderen bewundert werden, wäre das Bedürfnis ihrer Psyche erfüllt gewesen und sie hätten den Selbstbetrug gelassen.

-> Zeit also sich über seine Bedürfnisse noch einmal Gedanken zu machen, statt sich von den Drogendealern jahrzehntelang ausnehmen und hinters Licht führen zu lassen. Jeder kann lernen, seine Bedürfnisse zu erkennen und sie sich mit ein wenig Kreativität als Nichtraucher noch besser zu erfüllen!

Beginnen daher nun auch Sie in sich hineinzuschauen, hineinzuhorchen oder genau hinzuspüren:

Gibt es noch irgendetwas, was Sie zurückhält, jetzt voll durchzustarten und dauerhaft Nichtraucher zu werden?

Falls ja, was können Sie sich vorstellen oder tun, um das Hindernis einfach(er) bewältigen zu können?

Bitte denken Sie bitte hierüber eine Minute nach.

Kapitel 14
AB HEUTE: NICHTRAUCHER FÜR IMMER!

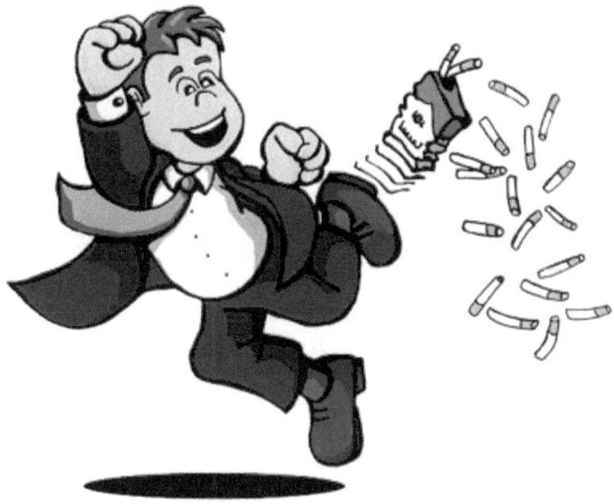

Zur richtigen Zeit mit den richtigen Gedanken das Richtige zu tun, ist der Schlüssel zu jedem Erfolg!

Der beste Zeitpunkt: heute Abend!

Ich verrate Ihnen jetzt noch einen tollen Trick, wie Sie nahezu ohne Entzugserscheinungen aufhören können, indem Sie einfach den richtigen Zeitpunkt für den Ausstieg wählen. Damit meine ich natürlich nicht, diesen aus Angst vor dem Aufhören noch länger hinauszuschieben. Nein, warten Sie einfach bis heute Abend, wenn Sie möchten.

Denn wenn Sie abends aufhören, werden Sie über Nacht schon so viel Nikotin abbauen, dass Sie am nächsten Morgen aufwachen und die „schlimmsten Entzugserscheinungen" im

Schlaf nicht einmal bemerkt haben. Dann müssen Sie sich höchstens noch ein wenig ablenken oder motivieren, um diese erste überflüssig Zigarette des Tages einfach bleiben zu lassen.

Jetzt: Das letzte Mal Gift rauchen.

Wenn Sie möchten, können Sie nun noch eine letzte Zigarette rauchen. Falls Sie dies tun, sollten Sie dies jedoch im festen Bewusstsein tun, dass

1. es für immer die letzte Rattengift-Drogenzigarette sein wird

2. was für ein widerliches Gift es ist und

3. dass Sie dieses dreckige Drogengift Ihrem Körper und Sie sich den üblen Gestank danach künftig definitiv selbst ersparen!

Nehmen Sie dabei Abschied von dieser widerlichen Sucht und denken Sie an all die Nachteile, die diese Stinkgefangenschaft mit sich brachte.

Denken Sie dabei bitte auch an die vielen giftigen Inhaltsstoffe, von denen Sie nun wissen, dass sie in diesen dreckigen Krebsstängeln enthalten sind.

Denken Sie dabei an das Insektengift Nikotin, an Blausäure, Blei, Aceton, Formaldehyd, Kohlenmonoxid, Acetaldehyd und das hochgradig radioaktive Polonium 210 sowie Plutonium.

Denken Sie an die radioaktive Strahlung, die Sie beim Rauchen unwiderruflich in Ihrem Körper erhöhen und die für den Rest Ihres Lebens Ihren Zellen zu schaffen machen wird. Denken Sie dabei an Krebs!

Denken Sie, was ein Herzinfarkt oder Schlagfall für Sie bedeuten würde, dass dies definitiv das Letzte ist, was Sie für sich wollen und sich daher diesen unsinnigen Akt der Selbstvernichtung NIE WIEDER antun werden.

Jetzt ist es so weit: Wenn Sie es nicht schon getan haben, dann bitte ich Sie nun in diesem Bewusstsein, Ihre letzte Drogengift-Zigarette zu rauchen! Tun Sie es ganz in Gedanken an sich selbst und Ihre Zukunft. Seien Sie dabei still und klären Sie dabei all das innerlich mit sich ab, was Sie brauchen, um für immer frei zu sein.

Es kann sehr gut sein, dass Sie dabei einen Widerwillen gegen das Rauchen verspüren, weil Sie sich diesen Dreck eigentlich gar nicht mehr antun wollen. Das ist gut so!

Doch wenn Sie es sich noch antun zu wollen, dann ziehen Sie diesen widerlichen Giftdreck noch ein letztes Mal in Ihre zarten Lungenbläschen. Tun Sie dies aber bitte mit diesen Gedanken, die ich Ihnen hier mitgebe.

Stellen Sie sich dabei auch bitte vor, wie einige Lungenbläschen durch das giftige Kohlenmonoxid aufquellen und platzen werden. Auch das passiert vielen Rauchern bei jeder Zigarette. Die geplatzten Lungenbläschen werden dann für den Rest ihres Lebens nie wieder Sauerstoff für Sie aufnehmen können, denn sie sind zerstört. Für immer. Diese Krankheit, von der übrigens mehr als die Hälfte der Raucher betroffen ist, nennt man COPD. Sie endet mit Ersticken am lebendigen Leib. Eine Krankheit mit weit über 90% Raucheranteil. Eine Krankheit, die so gut wie gar nicht in den Medien beachtet wird, die jedoch von 12 Millionen Rauchern in Deutschland 6,8 Millionen schon haben. Dabeisein ist alles! Also los, zerstören Sie noch ein paar Lungenbläschen. Wer braucht schon Luft zum Atmen?

Wenn Sie dann diese letzte widerliche Zigarette ausgedrückt haben, dann sagen Sie sich innerlich:

„Es ist vorbei! Gott sei Dank! Es ist vorbei! Endgültig.

Dieser widerlichen Sucht werde ich nie wieder gehorchen. Egal, wie groß das Verlangen meiner Nerven nach der Droge sein wird, ich werde einfach warten, bis die körperliche Sucht vorbei ist.

Ich werde ab sofort wieder ein freies Leben führen! Meine Nervenzellen werden sich bald schon regenerieren, sodass ich diesen überflüssigen Chemiedreck nie wieder brauchen werde!

Auch falls es ein paar Tage dauern sollte, werde ich mit mir Geduld haben und durchhalten, denn es geht schließlich um ein Leben in Freiheit!

- *Es geht um meine Gesundheit!*
- *Es geht um sehr viel Geld, das ich als Nichtraucher ab sofort mehr haben werde!*
- *Es geht um 14 Jahre länger leben bei gleichzeitig mehr Lebensqualität!*
- *Es geht um meinen Geruch und meine Haut!*
- *Es geht um meine Ausdauer und noch vieles mehr!*
- *Es geht um meine Vorbildfunktion!*
- *Es geht um mein Leben!*
- *Es geht um meine Selbstachtung!*
- Und es geht um alles, was ich, seitdem ich durch dieses Buch begonnen habe zu lesen, für mich erkannt habe.
  Ja, es geht um alles, was Sie am Anfang des Buches selbst angekreuzt haben, also darum, warum Sie persönlich mit dem Giftdreck aufhören werden. Und genau deshalb werden Sie es diesmal durchziehen!
  Sie sind nun innerlich viel weiter als je zuvor.
  Sie sind viel motivierter und können entweder jetzt schon oder gleich innerlich für sich Ihre eigene Unabhängigkeitserklärung von der Zigarette machen.

Sie sind jetzt so weit. Es gibt jetzt mental kein Zurück mehr! Mit all dem Wissen und all den Gedanken, die Sie während dieses Buches gedacht haben, würden Sie sich nie wieder in der dreckigen, teuren Stinkdrogen-Sucht wohl fühlen! Und genau deshalb haben Sie nun die richtige Einstellung, um es durchzuziehen. Es gibt kein Zurück mehr!

Erklären Sie daher bitte diese elende, für Sie nur nachteilige Giftdrogenseuche von nun an als Vergangenheit.

Ja, sehen Sie das Rauchen bitte endgültig als Vergangenheit an!

Und die Vergangenheit ist vorbei. Erleichtert zurückschauen darf man, aber sein Leben kann man nur vorwärts leben! Wir alle beschreiten das Leben vorwärts!

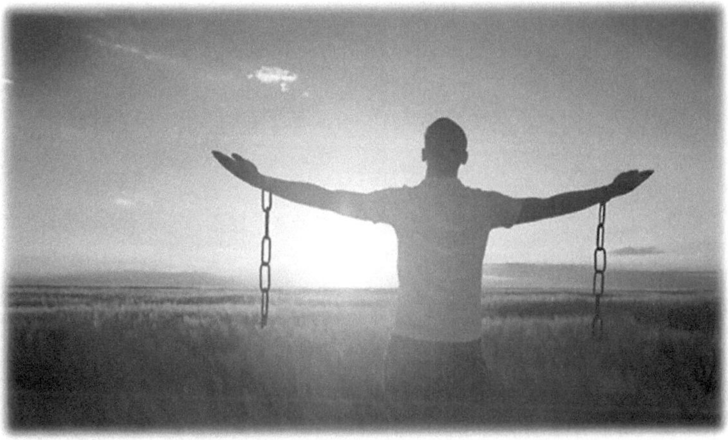

An der Stelle mein Lieblingszitat von John F. Kennedy:

„Manche Menschen sehen die Dinge wie sie sind und fragen sich warum? Ich sehe Dinge, die noch nie da waren und frage mich, warum nicht!?“

Also warum es diesmal nicht ENDGÜLTIG schaffen!

Warum nicht die dreckige Selbstversklavung nun für immer beendet haben!

Warum nicht die Fesseln der Sucht diesmal endgültig zerreißen!

Es ist möglich, dass Sie es schaffen!

Der Einzige, der Sie daran hindern könnte, wären Sie selbst! Wenn Sie sich nun jedoch mit positiven Gedanken und einem aufbauenden Selbstgespräch selbst unterstützen, werden Sie es schaffen!

Schließlich ist alles, was Sie wirklich tief in sich brauchen, weder irgendwelche giftigen Zigaretten noch irgendeinen Ersatz dafür.

Alles, was Sie wirklich brauchen, ist

Liebe!

Liebe zu sich selbst!

Liebe zu sich als einen wunderbaren Menschen, der nun vieles erkannt hat und sein Wissen für sich anwenden wird.

Liebe für sich selbst als einen großartigen Menschen, der nun wieder an sich selbst glauben und sich wertschätzen darf!

Liebe für sich als einen einzigartigen Menschen, dessen Zukunft nun besser sein wird als seine Vergangenheit!

Liebe für sich als einen sich selbst immer mehr wertschätzenden Menschen, der sich in einem tollen Umdenkprozess befindet und einfach so lange weitermacht, bis die Sucht endgültig besiegt ist!

Liebe für sich als einen vorbildhaften Menschen, der sich nun so sehen darf, dass er prima mit sich selbst klarkommt.

Liebe für sich als einen ganz besonderen Menschen, sich nicht mehr negativ betrachten braucht und nie wieder durch eine Sucht vor seinem eigenen negativen Selbstbild davonlaufen braucht!

Liebe für sich als einen wunderbaren Menschen, der sich
selbst jetzt wieder positiv betrachten darf:
Als Nichtraucher/in! ☺

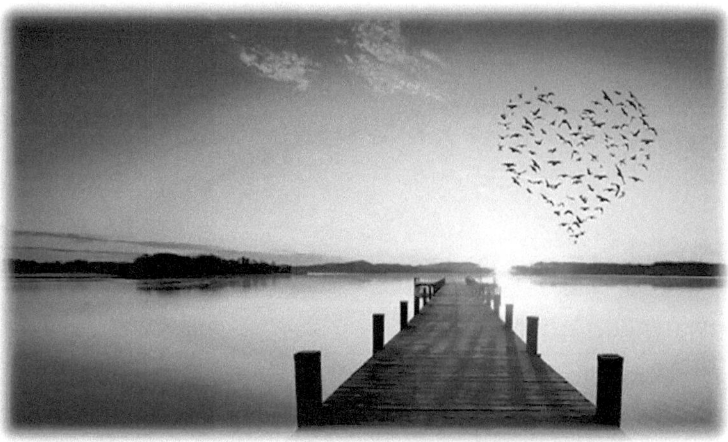

Trick, falls sich das Verlangen nochmals meldet

Ein Trick, um bei Rauchverlangen besser durchzuhalten, ist, sich bewusst zu machen, was es Sie kosten würde, wenn Sie dann rauchen würden. Schauen Sie nochmals im letzten Kapitel nach, wie viel Geld Sie diese eine Zigarette kosten würde:

Angenommen Sie haben bisher eine Schachtel täglich geraucht und möchten gerne noch 40 Jahre leben, dann sollten Sie sich vorstellen, dass Sie diese eine Zigarette ggf. satte 308.000 € kosten würde. Das mag vielleicht für manchen etwas unrealistisch klingen, „denn wer weiß, vielleicht höre ich dann ja später einfach wieder auf ...", denkt so mancher. *Aber hatten Sie sich das nicht schon jahrelang selbst eingeredet? Warum sollte es also irgendwann klappen, wenn nicht jetzt?*

Verwenden Sie keine Ausreden und Rechtfertigungen mehr, sondern seien Sie ehrlich und aufrichtig zu sich selbst!

Und dies möchte ich natürlich auch Ihnen gegenüber sein:

Als ich einmal, nachdem ich mit dem Rauchen aufgehört hatte, abends alleine zu Hause war und das Rauchverlangen spürte, stellte ich mir genau diese Frage. Ist es Dir wirklich wert, einen immens hohen Geldbetrag zu verbrennen? 99% aller Ex-Raucher werden durch nur **eine einzige** wieder gerauchte Drogen-Zigarette rückfällig und davon rauchen dann über 90% noch Jahre weiter.

Daher sagte ich zu mir: „Wer garantiert Dir, dass gerade Du eine Ausnahme bist? Also lass es bleiben. Lass das gefährliche Spiel mit Drogen, bei denen Du nur verlieren kannst!" Dieser Gedanke hat mir damals sehr geholfen.

Als ich ein anderes Mal wieder einen Gedanken ans Rauchen hatte, fragte ich mich, ob ich in meiner Zukunft lieber gesund oder krank sein möchte. Lieber ein positives Vorbild für Kinder oder ein abschreckendes Beispiel, wie man sich selbst vernichtet?

Wichtig ist dabei, dass Sie bedingungslos ehrlich zu sich selbst sind und das jetzt tun, was zu einem Ergebnis führt, das Sie wollen! Bitte lassen Sie jede Beschönigung des Rauchens. Lassen Sie den nichts als Probleme machenden Drogendreck, den kein Mensch braucht.

Beginnen Sie wieder Respekt vor sich und Ihrem Körper zu entwickeln bzw. diesen weiterzuentwickeln. Machen Sie sich bewusst, dass Sie ein freies Leben verdient haben und jedes Rauchverlangen automatisch wieder nachlässt, ob Sie nun eine rauchen oder nicht.

Abschließend möchte ich Ihnen noch ein Zitat mitgeben, das auch mir selbst bei noch viel schwierigeren Herausforderungen als der Beendigung des Rauchens oft Mut gemacht hat, weiter an dem festzuhalten, was gut für mich ist:

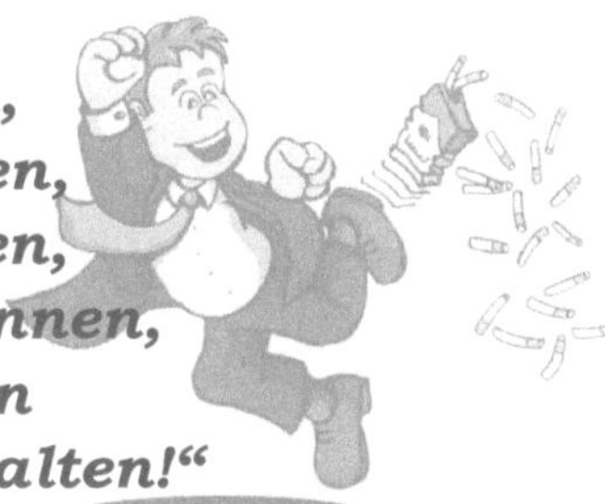

„Ob Sie denken,
dass Sie es können,
oder ob Sie denken,
dass Sie es nicht können,
- in beiden Fällen
werden Sie Recht behalten!“

Henry Ford
(1863-1947)

Ich denke, treffender kann man es nicht sagen: **Wenn Sie nun anfangen, an sich zu glauben und daran, für immer ein freier Nichtraucher zu sein, werden Sie auch damit Recht behalten.**

Ich wünsche es Ihnen von ganzem Herzen!

Ihr J☺chen Kaufmann

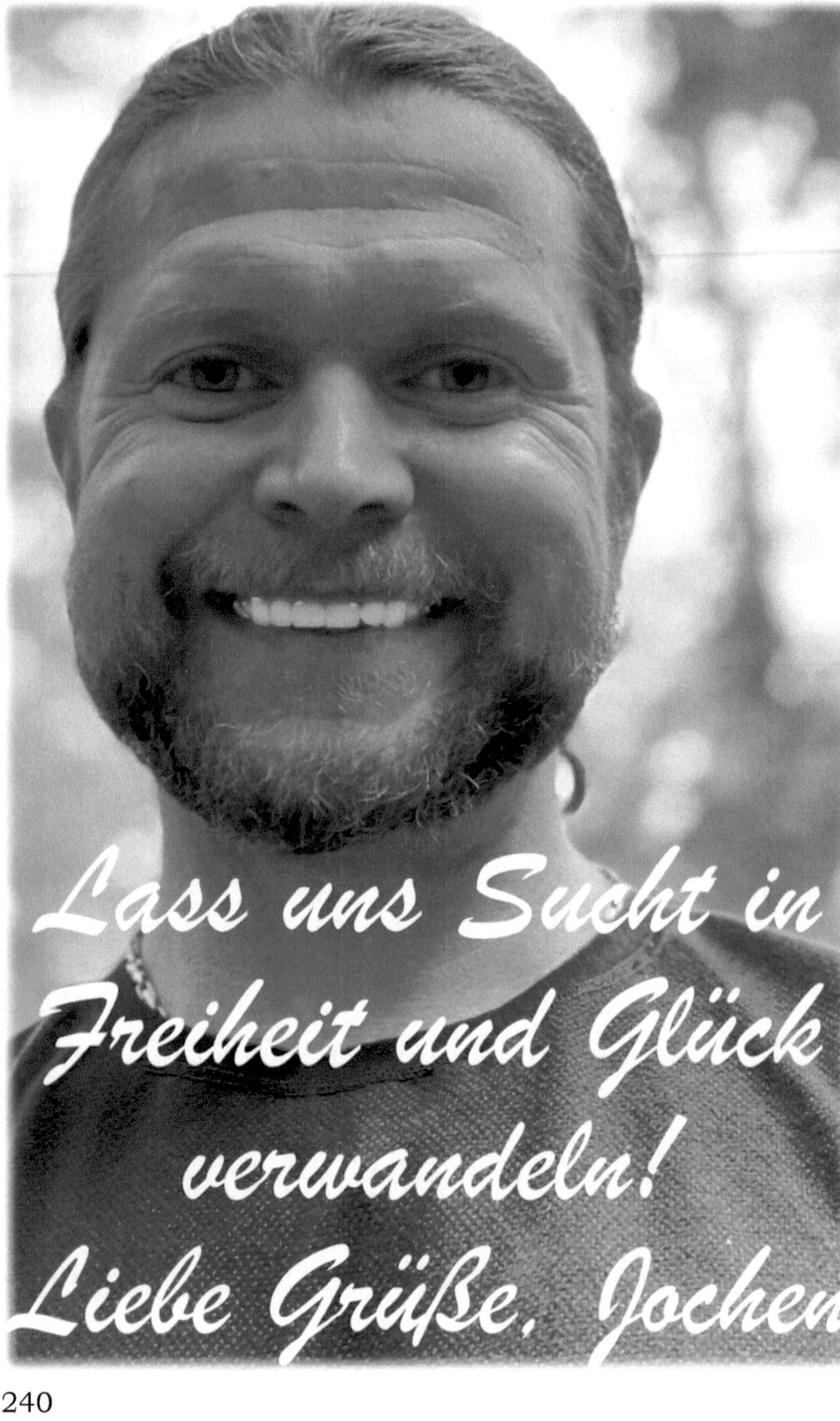
Lass uns Sucht in
Freiheit und Glück
verwandeln!
Liebe Grüße, Jochen

Schlusswort

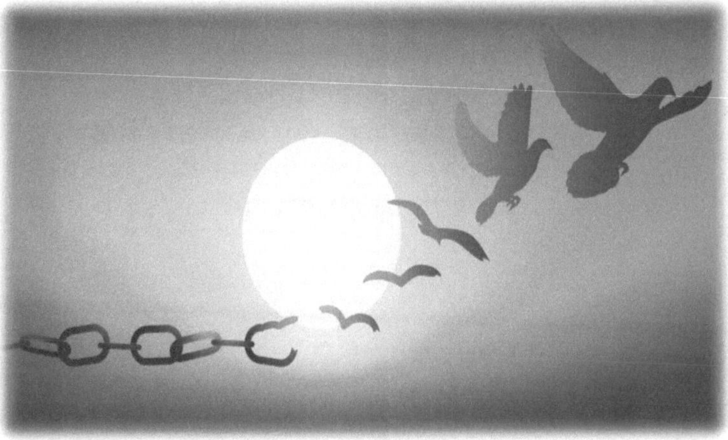

Ich hoffe Ihnen hat dieses Buch geholfen, sich mit den vermittelten Gedanken leichter vom Rauchen zu befreien, als Sie es vorher gekonnt hätten.

Ich drücke Ihnen ganz fest die Daumen, dass Sie es schaffen werden, für immer ein glücklicher Nichtraucher zu werden!

Wenn Sie das Gefühl haben, noch weitere Hilfe für die endgültige Beendigung der Sucht zu brauchen, empfehle ich Ihnen den Besuch meiner psychologisch noch viel tiefergehenden, professionellen und von Krankenkassen anerkannten Raucherentwöhnung. Hierbei bekommen Sie als Leser dieses Buches zusätzlich zu Ihrem Zuschuss von den Krankenkassen auch noch einen Gutschein von mir, den Sie im Anhang dieses Buches finden. Gerne können Sie ihn nutzen und dafür sorgen durch eine tiefgehende Auflösung der Sucht im Unbewussten noch leichter für immer Nichtraucher zu bleiben.

Viele weitere Infos und Termine finden Sie auch auf meiner Internetseite

www.raucher-werden-frei.de

Falls Sie noch Probleme mit der Sucht haben sollten oder ein unverbindliches Gespräch über meine professionelle Raucherentwöhnung mit einem Jahr Erfolgsgarantie haben möchten, melden Sie sich einfach unter:

Tel 07131 4059350

E-Mail-Anfragen richten Sie bitte einfach an:
sekretariat@raucherentwoehnung-nichtraucher.de

Ich wünsche Ihnen nochmals von Herzen alles Gute und viel Freude mit all den Vorteilen eines Lebens als glücklicher, freier und gesunder Nichtraucher!

Ganz liebe Grüße,

Ihr Jochen Kaufmann

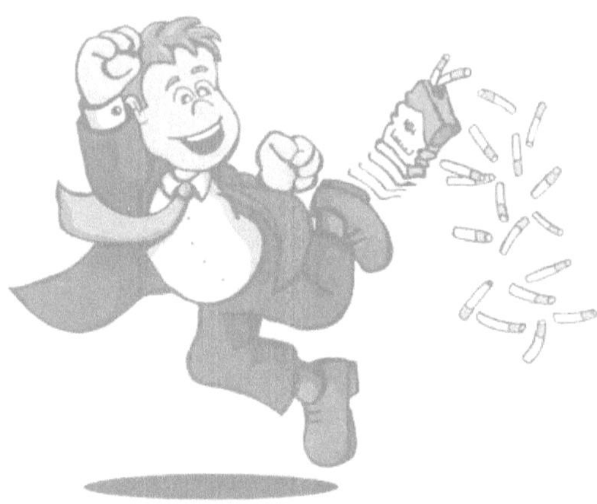

Anhang:

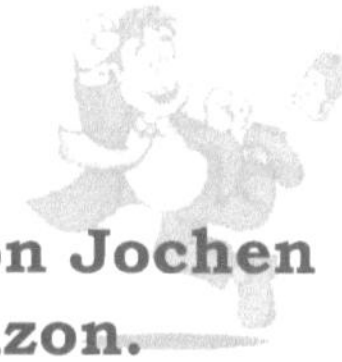

Dieses und viele weitere Bücher von Jochen Kaufmann finden Sie auf Amazon.

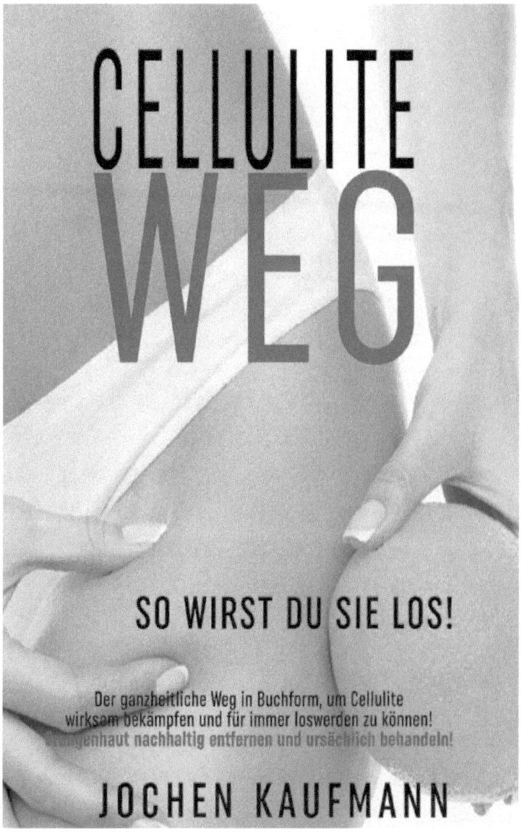

Cellulite weg - so wirst Du sie los! : Der ganzheitliche Weg in Buchform, um Cellulite wirksam bekämpfen und für immer loswerden zu können! Orangenhaut nachhaltig entfernen und ursächlich behandeln! Kindle Ausgabe

von Jochen Kaufmann (Autor) | Format: Kindle Ausgabe

49 Sternebewertungen

Bestseller Nr. 1 in Essstörungen

Gerne helfen wir auch Ihren Kollegen bzw. Mitarbeitern einfach und dauerhaft Nichtraucher zu werden:

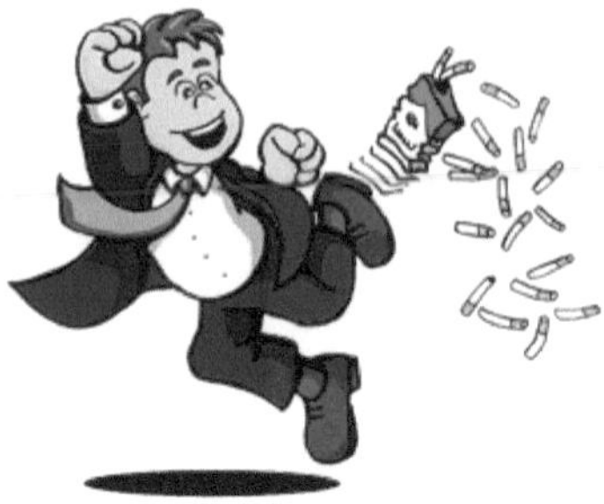

Raucherentwöhnungsseminare für Firmen

Senken Sie Kosten und sichern Sie die Gesundheit Ihrer Mitarbeiter bzw. Kollegen durch unsere krankenkassengeprüfte Qualität. Retten Sie in Ihrer Firma Menschenleben und profitieren Sie als Unternehmen vom Krankenkassenzuschuss zu unseren professionellen Firmenseminaren.

Warum unsere erfolgreiche Raucherentwöhnung Ihrer Firma viele Vorteile bringt:

- Sie **senken Ihren Krankenstand** merklich!
- Sie machen Ihre Mitarbeiter **gesünder, leistungsfähiger** und **zufriedener!**
- Sie **reduzieren interne Konflikte** zwischen Rauchern und Nichtrauchern und **verbessern spürbar Ihr Betriebsklima!**
- Mitarbeiter mit **Kundenkontakt** kommen besser an!
- Ihren Mitarbeitern bleibt **mehr Arbeitszeit** für ein **stressfreieres Arbeiten** und **mehr Arbeitsleistung!**
- Sie sparen in Zukunft sehr viel **Geld!**

Unsere professionellen Raucherentwöhnungsseminare finden übrigens deutschlandweit statt.

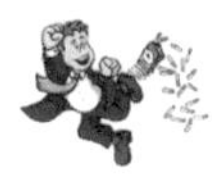

Gerne sende ich Ihnen auf Anfrage nähere Informationen und eine zu Ihrem Betrieb passende betriebswirtschaftliche Kosten-Nutzen-Analyse zu. Eine Beispielrechnung und ausführlichere Infos zu unseren Firmenseminaren finden Sie auf:

www.raucher-werden-frei.de

Was Firmen über unsere Raucherentwöhnung schreiben:

PVS

PVS-Kunststofftechnik GmbH & Co. KG . Postfach 63 . D-74674 Niedernhall

An die
Praxis für Raucherentwöhnung und
Psychotherapie
Herr Jochen Kaufmann
Kantstr. 14
74211 Leingarten

Ansprechpartner	Telefon-Durchwahl	Fax-Durchwahl	Datum
Ingrid Welk Personalwesen	07940/9126-21	07940/9126-99	28.09.12

Referenzschreiben Firmenseminar ein Jahr nach Raucherentwöhnung

Sehr geehrter Herr Kaufmann,

vor etwas mehr als einem Jahr führten Sie in unserer Firma ein Nichtraucherseminar für unsere Mitarbeiter durch. Es freut mich Ihnen nun die Mitteilung machen zu können, dass bis heute immer noch ALLE Teilnehmer glückliche Nichtraucher sind!

Die Rückmeldungen zum Seminar und Ihrer Vortragsweise waren durchwegs positiv. Aufgrund der Zufriedenheit der Teilnehmer und dieser außergewöhnlich hohen Erfolgsquote haben sich inzwischen weitere Mitarbeiter gefunden, die ebenfalls Ihre Raucherentwöhnung in Anspruch nehmen möchten.

Wir bedanken uns für die gute Zusammenarbeit und freuen uns in Kürze ein weiteres Seminar Ihrer Raucherentwöhnung als Inhouse-Seminar bei uns anbieten zu dürfen.

Mit freundlichen Grüßen

PVS-Kunststofftechnik GmbH & Co. KG

i. V. Ingrid Welk

Ingrid Welk
Personalwesen

PVS-Kunststofftechnik GmbH & Co. KG
Salzstraße 20 . D-74676 Niedernhall
Postfach 63 . D-74674 Niedernhall
Phone +49 (79 40) 91 26-0
Fax +49 (79 40) 91 26-98
info@pvs-plastics.net
www.pvs-plastics.net

Sparkasse Hohenlohekreis
BLZ 622 515 50 . Konto 220 276 700
IBAN DE84 62251550 0220276700
BIC SOLADES1KUN

Volksbank Hohenlohe eG
BLZ 620 918 00 . Konto 16 340 000
IBAN DE66 62091800 0016340000
BIC GENODES1VHL

Steuer-Nr. | Tax code 76001/10211

Raiffeisenbank Kocher-Jagst eG
BLZ 600 697 14 . Konto 742 680 07
IBAN DE40 60069714 0074268007
BIC GENODES1IBR

USt.-Id.-Nr. DE 146 279 942

Geschäftsführer
General Manager
Christina Bauer | Jürgen Frank

Registergericht
Court of Registration
Stuttgart HRA 590370

REWE GROUP

REWE

REWE Marc Strelow oHG, Bahnhofstraße 60 · 74348 Lauffen a.N.

SuchtFrei GmbH
Jochen Kaufmann
Kantstr. 14
74211 Leingarten

REWE Marc Strelow oHG
Bahnhofstraße 60
74348 Lauffen a.N.

Telefon: +49 7133 205269
Fax: +49 7133 205270

Ihre Zeichen | Ihre Nachricht vom | Datum

24. Januar 2020

Lieber Herr Kaufmann,

nachdem ich selbst durch den Besuch eines Ihrer Seminare zum Nichtraucher wurde habe ich für meine 18 rauchenden Mitarbeiter ein Firmenseminar inklusive Akkupunktur mit Ihnen durchgeführt.

Sie haben dieses sehr spannend und produktiv durchgeführt und wir haben noch heute eine sensationelle Erfolgsquote von 100%, d.h alle 18 Mitarbeiter sind noch immer überzeugte Nichtraucher.

Somit ist unser Betrieb nun vollständig rauchfrei und wir alle sind sehr stolz darauf und sehr froh darüber es mit Ihrer Unterstützung zum Nichtraucher geschafft zu haben.

Vielen Dank dafür!

Mit freundlichen Grüßen

Marc Strelow
Rewe Lauffen a.N.

REWE DEIN MARKT

Rechtsform: offene Handelsgesellschaft
Sitz der Gesellschaft: Lauffen a.N.
Registergericht: Amtsgericht Stuttgart, HRA 733858
GLN: 43 880 955 572 62
USt-Id-Nr.: DE 314599260
Geschäftsführer: Marc Strelow

Mitgesellschafter:
REWE Partner GmbH
Sitz der Gesellschaft: Köln
Registergericht: Köln
HRB 72160

Bankverbindung:
Kreissparkasse Heilbronn
IBAN: DE21620500000004179318
BIC: HEISDE66XXX

Website:
www.rewe-strelow.de

Unzählige weitere unabhängige Referenzen anderer Firmen finden Sie auf unserer Internetseite.

Häufig gestellte Fragen:

Worin liegt eigentlich der Unterschied zwischen diesem Buch und Ihrer von Krankenkassen bezuschussungsfähigen Raucherentwöhnung?

Unsere professionelle, persönliche und ganzheitliche Raucherentwöhnung ist natürlich psychologisch noch viel tiefgehender und individueller, als dies in einem Buch möglich ist. Wir Menschen sind eine Einheit aus Körper (Nerven), Geist (Gedanken) und Seele (Unbewusstes).
Ich habe mir bei diesem Buch zwar größte Mühe gegeben, um es möglichst vielen Menschen zu ermöglichen, mit dem Rauchen aufhören zu können, dennoch kann ein Buch nur am Bereich Geist (Gedanken) ansetzen.
In unserer ganzheitlichen Raucherentwöhnung unterstützen wir zusätzlich auch die Nerven, sodass diese den Entzug viel leichter meistern und auch das Unbewusste, das einen sehr starken Einfluss auf unsere Gefühle und unser Verhalten hat.

So ist in unserer professionellen Entwöhnung u.a. enthalten:

- Ein professionelles, mitreißendes **Seminar** mit **Hypnose**. Sie können dabei jederzeit **Rückfragen** stellen und lernen im persönlichen Kontakt noch weitergehende Strategien, um Rückfälle, Rauchverlangen, ein Verzichtgefühl und weitere Probleme zu vermeiden bzw. aufzulösen, falls man vorher schon aufgehört hat.
- Dazu gibt es eine moderne, wissenschaftlich bestätigte Form der **Akupunktur**, den Inhaltsstoff der **Nichtraucherspritze** und einige **weitere Hilfen für die Nerven gegen Entzugserscheinungen**, insbesondere Gereiztheit und nervlich bedingte Entzugsprobleme.
- **Ein Jahr persönliche Nachbetreuungs-Garantie** (d.h. falls notwendig eine weitere persönliche Unterstützung bis zum Erfolg).
- Ein Leben lang anwendbare, **namentlich für Sie erstellte, motivierende MP3s** zur Rückfallverhinderung

- Da es im Leben auch immer wieder einmal zu extremen Situationen kommen kann (wie z.B. Stress, Trauer, Krisen oder persönliche Überforderung) und unser Großhirn in diesen oftmals nur eingeschränkt funktioniert, also Wissen allein oft nicht ausreicht, haben wir einen zum **Patent angemeldeten Rückfallschutz.** Diesen hat keine andere Raucherentwöhnung. Er funktioniert und hilft Ihnen, selbst in den schwierigsten Situationen, effektiv Rückfälle zu vermeiden.
- Sechs weitere, **namentlich für Sie erstellte Hypnosen** zur Verstärkung der Wirkung für zu Hause. Dadurch kann in schwierigen Zeiten (auch noch Jahre später) die Wirkung kostenlos immer wieder aufgefrischt und nach Belieben weiter verstärkt werden, sodass der Erfolg auch wirklich dauerhaft ist. Außerdem lässt sich dadurch effektiv eine Suchtverlagerung, d.h. Gewichtszunahme verhindern.
- Ein ganzes Jahr lang weitere Hilfe, wie kostenlose **Beratung**, **Telefoncoaching** in kritischen Momenten und bei Bedarf kostenlose Seminarwiederholung im Falle eines Rückfalls.

Was unterscheidet Ihre Raucherentwöhnung von anderen?

Andere Raucherentwöhnungen wenden meist nur ein einziges Verfahren an, wie z.B. Hypnose und sind in der Regel auch nicht von den Krankenkassen geprüft und zertifiziert.

So etwas kann zwar funktionieren, doch weil es bei Einzelverfahren in der Suchtentwöhnung zu viele Rückfälle gibt, gehen wir auf Nummer sicher und wenden alle gängigen Verfahren gleichzeitig an. Da sich die verschiedenen Verfahren gegenseitig unterstützen, haben es die Teilnehmer dadurch viel leichter, der Erfolg ist dauerhafter und es schaffen nachgewiesenermaßen viel mehr Teilnehmer.

Während andere Anbieter manchmal hohe Erfolgsquoten angeben, die sie niemals irgendwo nachgewiesen haben, können wir durch diese Verfahrenskombination tatsächlich die höchste Erfolgsquote aller Anbieter nachweisen.
Außerdem erhalten die Teilnehmer bei uns einen Zuschuss von den gesetzlichen Krankenkassen und ein Jahr Garantie, das heißt garantierte Unterstützung bis zum Erfolg!

Wie erreiche ich Sie und wo finde ich weiterführende Informationen?

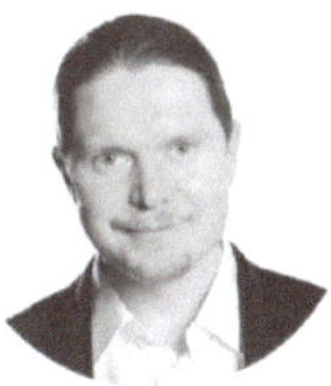

Weitere Informationen und wichtige Links:
https://raucher-werden-frei.de
https://abnehmen-mit-erfolgsgarantie.de/
https://hilfe-alkoholproblem.de/
https://therapie-gegen-angst.de/
https://kaufmann-praxis.de/

Jochen Kaufmann auf Facebook:
https://www.facebook.com/jochen.kaufmann.779

Jochen Kaufmann auf YouTube:
https://www.youtube.com/channel/UCVXIxHs86t94L1cHvsPgMAw

Kontakt:
sekretariat@raucherentwoehnung-nichtraucher.de
Tel.: +49 07131/4059350
(Mo-Fr 8 bis 17Uhr)

Haben Sie Referenzen?

Hunderte Referenzen zufriedener Kunden finden Sie, wenn Sie nach mir googlen, unter meinen YouTube-Videos und auf meiner Facebookwall. Fragen Sie am besten nicht mich, sondern diejenigen, die bei mir waren, wie gut ihnen geholfen wurde.

Wobei können Sie mir noch helfen?

Gerne helfe ich Ihnen noch bei den folgenden Themen:

- **Abnehmen und Ihre Traumfigur erreichen**
- **Krisenbewältigung**
- **Persönlichkeitsentwicklung**
- **Hilfe bei Ängsten, Phobien und Panikattacken**
- *Erfolgreiche Bewältigung von* ***Prüfungsangst***
- *Coaching bei* ***Mobbing*** *und* ***beruflichen Problemen***
- *Steigerung der* ***Lern- und Gedächtnisfähigkeit*** *sowie* ***Konzentration***
- *Hilfe in Lebenskrisen,* ***Krisenbewältigung***
- ***MPU-Vorbereitung***
- *Bessere* ***Stressbewältigung***
- *Aufbau von* ***Selbstbewusstsein, Selbstwertgefühl und Selbstsicherheit***
- *Abbau von* ***Ängsten und Hemmungen*** *gegenüber anderen Menschen*
- *Hilfe bei der* ***Selbstfindung und Selbstverwirklichung***
- ***Innere Ausgeglichenheit, Ruhe und Harmonie*** *finden*
- *Hilfe bei* ***Liebeskummer*** *und* ***Partnerverlust***
- ***Pessimismus überwinden, Optimismus finden***
- ***Alkoholkonsum*** *verringem und Hilfe bei Alkoholproblemen*

Für weitere Informationen nutzen Sie gerne unsere ganz persönliche, kostenlose und unverbindliche Vorab-Beratung am Telefon. Wir sind unter 07131/4059350 gerne täglich von 8 bis 17 Uhr für Sie da.

Und am Ende noch ein kleines Geschenk, das Sie im Bedarfsfall gerne nutzen können. ☺

hier abtrennen

GUTSCHEIN über 20€

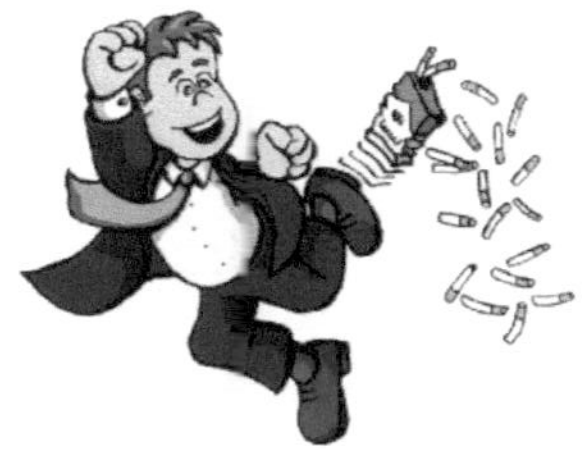

Bei Buchung der 1-tägigen professionellen Raucherentwöhnung erhalten Sie 20€ Preisnachlass

SuchtFrei GmbH
Jochen Kaufmann
Kantstr. 14
74211 Leingarten

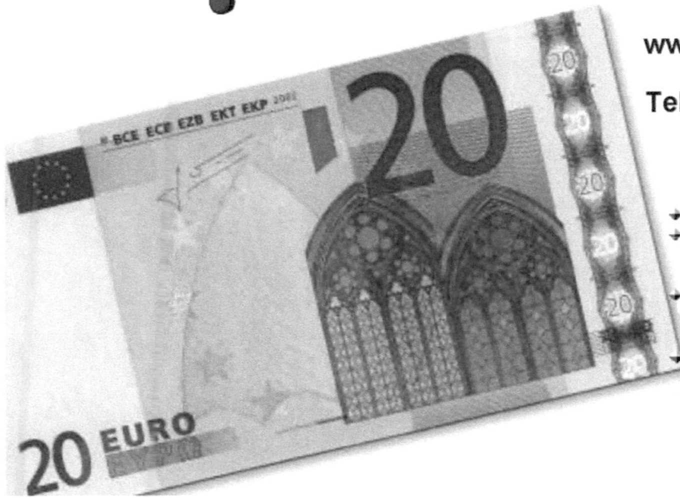

www.raucher-werden-frei.de

Tel. 07131 4059350

Mo. - Fr. von 8:00 Uhr bis 17:00 Uhr

Bedingungen:

- ***Pro Person ist nur ein Gutschein möglich.***
- *Der Gutschein gilt als Geld-zurück-Garantie des Buches ab der 3.Auflage und ersetzt Ihnen komplett die Kosten für das Buch und seine Anschaffung.*
- *Dieser Gutschein ist nur gültig bei gleichzeitigerVorlage des Kaufbelegs und des Buches, aus dem er herausgetrennt wurde.*

Ein kleiner Schritt zur großen Freiheit….

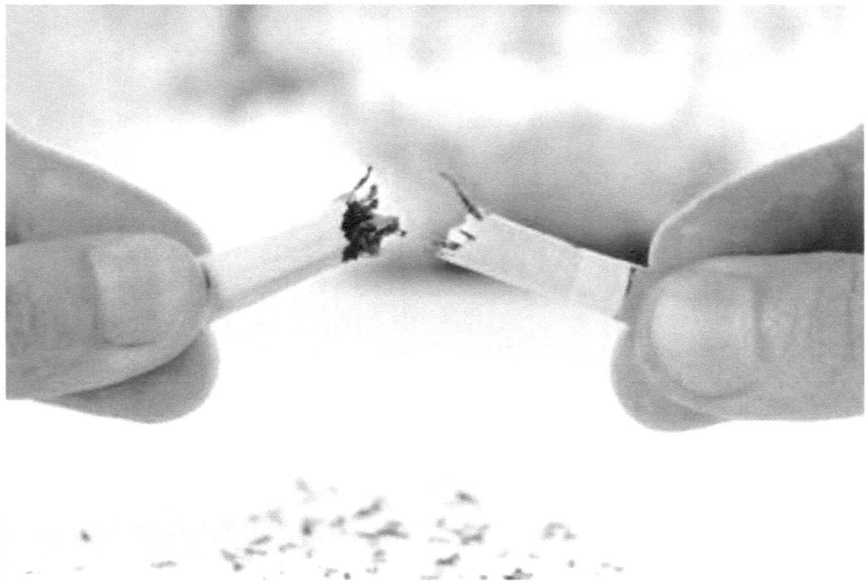

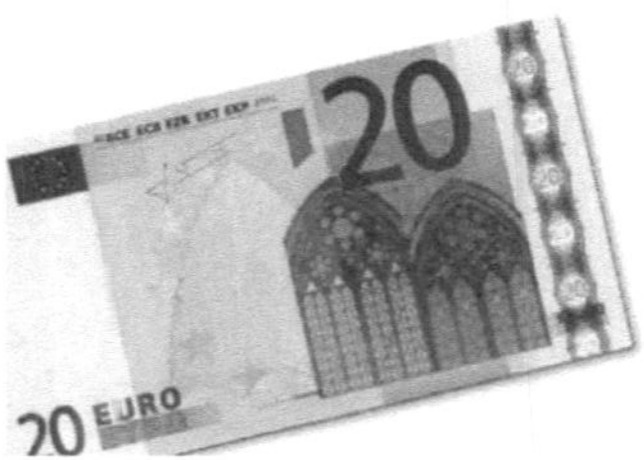

www.erfolgreiche-raucherentwöhnung.de

Printed in Poland
by Amazon Fulfillment
Poland Sp. z o.o., Wrocław

90154275R30148